中大醫院

背後故事

香港中文大學醫院 主編

目錄

第三章 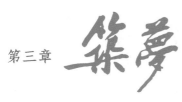築夢

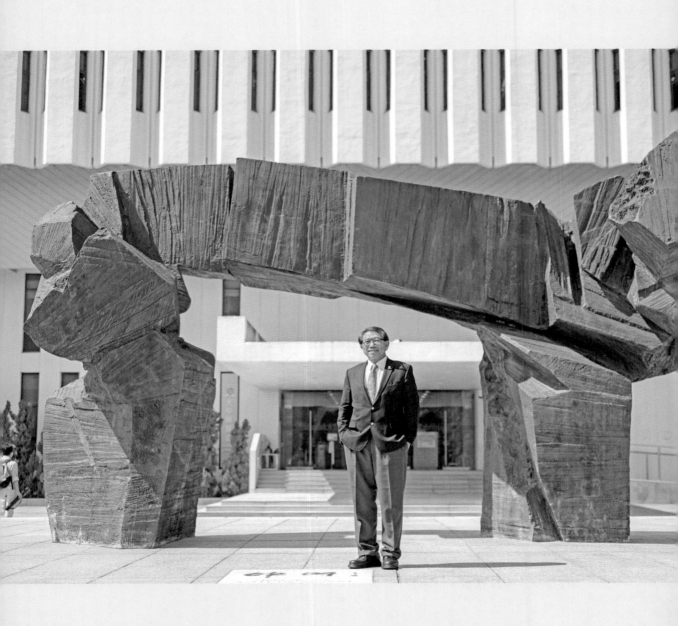

序

段崇智教授
香港中文大學校長

貫徹香港中文大學勇於創新及致力服務社會的精神，中大於
2010 年開始研究和籌劃一個「看似不可能」的計劃，希望以
一所大學的力量，嘗試推動香港醫療體系的改變，成立本港
首間由大學全資擁有的非牟利私營教學醫院——香港中文大
學醫院(中大醫院)。今天中大醫院佇立於港鐵大學站旁，
正式為革新香港醫療服務翻開新一章。

大學除了肩負教學和科學研究的任務外，更有服務社
會的使命，而中文大學一直致力實踐公益大學(civic
university)這個概念，期望為社會帶來正面的影響。中
大醫院的成立，旨在拉近公私營醫療服務之間的距離，正
正是以實際的行動回應社會所需。中大醫院為公眾提供優
質、可預算和透明度高的醫療服務選擇，而對中文大學而
言，亦是一個新的醫學教育平台，讓醫科生能夠在醫療體
系運作、醫護關係等方面得到更全面的培訓。除此以外，

中大醫院作為大學醫院有更大的靈活性，能為醫療和創科發展帶來新契機，讓大學各項新穎和尖端的研究成果，可更快應用到臨床試驗及醫院運作上，造福患者，同時迅速提供數據回饋，為科研提供更多重要資料，相輔相成。

新冠肺炎疫情的出現，令本港醫療系統承受極大的壓力和考驗，中大醫院往後亦將有可能面對同樣的挑戰。中大醫院作為一所規模較小的「智慧醫院」，資訊傳遞將更快和有效率，可以更快速應對急速轉變的狀況，適應能力亦較強；加上大學的支援，中大醫院可以化身為一個緊急應變的平台，而從中所得經驗可作為未來參考，與本地及鄰近地區的醫療機構分享。

中大醫院所提倡的是全新的私營醫院發展模式，沒有先例可參考，更沒有成功的保證，是一項艱巨的任務。中大醫院得以成立，全賴一眾熱心人士全力貢獻，包括香港賽馬會慈善信託基金捐出歷來最大額的單一捐款，以及多位贊助人的慷慨解囊，政府部門的支持，讓這個夢想實現。我衷心感謝和恭喜每一位參與其中的同事，敢於面對這個挑戰，為中文大學的歷史及本港的醫護領域譜寫新章。

段崇智教授
香港中文大學校長

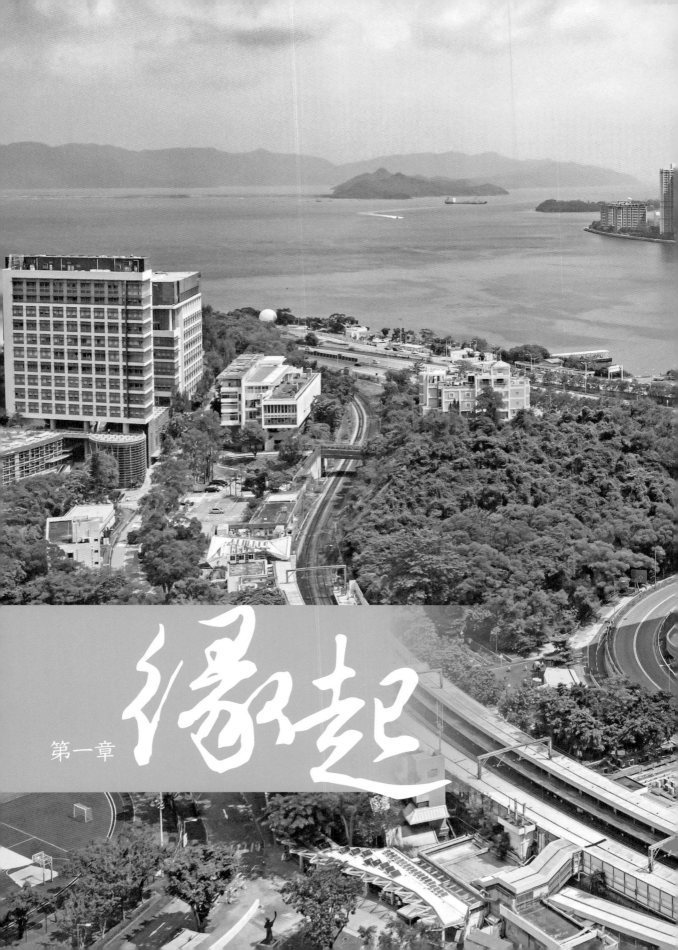

第一章　緣起

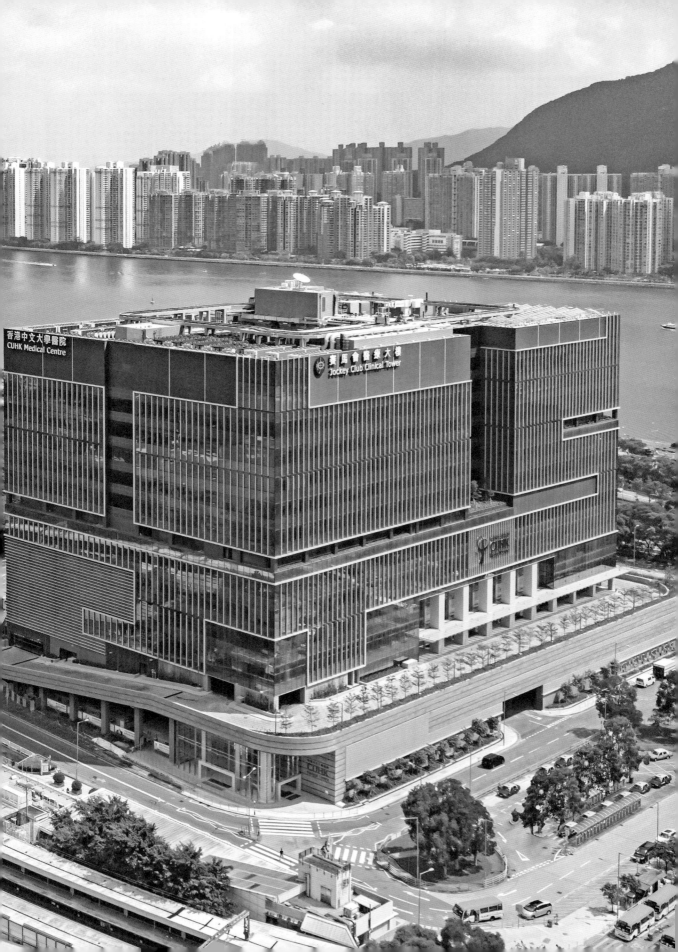

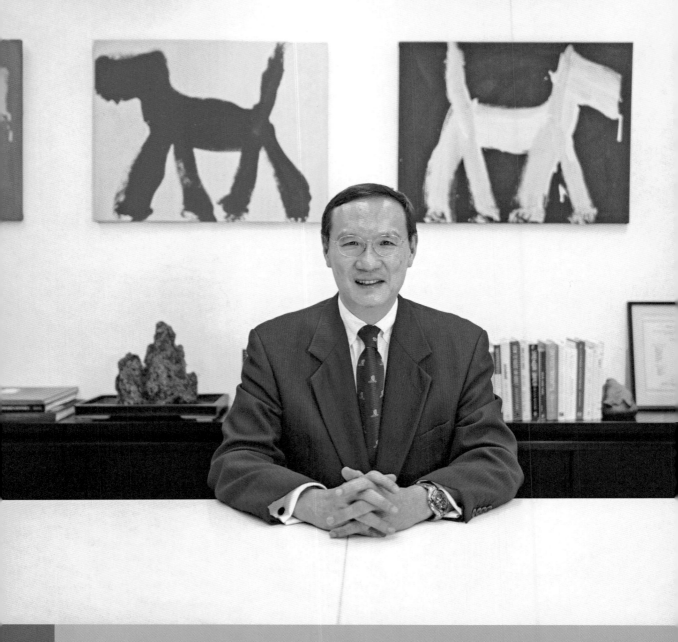

利乾博士

香港中文大學醫院董事局主席

公營和私營醫療市場
之間多一個選擇

> **"**
> 香港的醫療就像一個啞
> 鈴,只有公營及私營服務
> 兩個極端,在兩者之間,
> 幾乎完全沒有中間地帶。
> **"**

「我們很有信心,香港中文大學醫院可
以為香港市民帶來一個新選擇,填補
現時香港公營和私營醫療市場之間的
鴻溝。」香港中文大學醫院董事局主
席利乾博士對新醫院的使命和願景充
滿信心,期盼中大醫院能夠實踐社會
使命,為香港「開拓醫護新領域」。

中大醫院的構思可追溯到2009年,當時政府提出預留4幅
用地興建新私家醫院,希望藉此加大私營醫療的服務量,並
透過批地條款等要求新私院提高收費透明度,讓市民有更多
選擇。利博士指出,當時中大校方認同有關理念,時任校董
會主席鄭海泉博士遂委任鄭維健博士成立專責工作小組,成
員包括時任校長沈祖堯教授、資深校董、校友及醫學院專家
等,探討競投大埔用地以發展私家醫院的可行性。

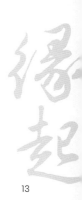

13

然而，小組經過深入研究後，終決定擱置投地的計劃。利博士解釋：「單是競投土地已涉及數十億元資金，中文大學作為學術機構，並不適合動用如此巨額的資金，投放到一個具商業營運元素的私院項目。但如果尋求私營企業或財團投資，投資者自然會有利潤方面的考慮，這未必與我們籌辦這間醫院的初心吻合。」儘管如此，校方並未放棄籌建私營教學醫院的願景，最後物色到毗鄰中大校園的一幅教學用地，於2014年再向政府提交營辦私院的建議書，終獲政府同意改變這幅土地的用途，並向中大貸款40億元以支持有關項目。隨着2016年中大與政府簽訂有關土地契約及貸款等4份協議，中大醫院的建造工程亦全速展開。

利博士認為，中大能夠與政府就新醫院項目達成共識，源於彼此都看到本港醫療體系存在已久的問題，大家都認同需要作出轉變。「我經常形容香港的醫療就像一個啞鈴，只有公營及私營服務兩個極端，在兩者之間，幾乎完全沒有中間地帶！」公立醫院獲公帑資助，價錢廉宜且醫療質素高，結果造成求診者眾、輪候時間長、環境擠迫；反觀私家醫院雖然仍有服務容量，惟不少市民認為收費昂貴，透明度亦較低，故不太願意使用。

中大醫院的成立，正是希望在公私營醫療之間為市民提供多一個「中間」選擇，亦希望可協助減輕公營醫療的負擔。中大醫院將來會接收一定數量由醫院管理局轉介的專科門診及日間手術病人，並只收「公院價」，以紓緩公院的龐大壓力，亦可縮短病人輪候時間。針對價格透明度問題，中大醫院亦承諾，至少有七成的住院服務採用全新的「定價收費」模式，更會涵蓋超過一千項手術及醫療程序。「這是一個十分創新的概念，透過分析醫管

> "
> 醫院將來的所有盈餘，都會用於中大醫院或中大醫學院的發展，日後中大的醫護學生亦可到中大醫院學習及受訓，藉以體驗私營醫療的運作。
> "

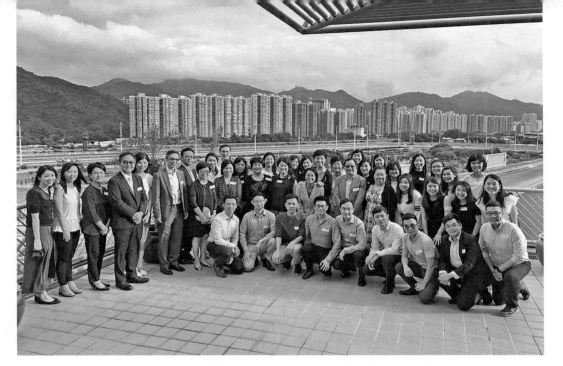

■　利博士十分感謝中大醫院一眾同事為籌備醫院付出巨大努力，過程中克服了不少困難。

局過去數年的醫療數據，我們可計算出每項手術及治療程序所需的成本，甚至可將病人的病情及併發症風險也納入計算。透過這種科學的計算方法，我們希望令不同的手術或治療程序都做到明碼實價，提升價格可預測性，讓市民安心使用私院服務。」

為市民提供優質、透明及可負擔的醫療服務，是中大醫院的最重要任務，但利博士亦特別提到，這是一家屬於中大的非牟利教學醫院，因此在醫學教育及科研創新方面亦擔當重要角色。醫院將來的所有盈餘，都會用於中大醫院或中大醫學院的發展，日後中大的醫護學生亦可到中大醫院學習及受訓，藉以體驗私營醫療的運作。而私家醫院的靈活度及空間較公立醫院大，中大醫學院的教授們亦可善用中大醫院這個平台，推動醫學研究或引進尖端技術。

緣起

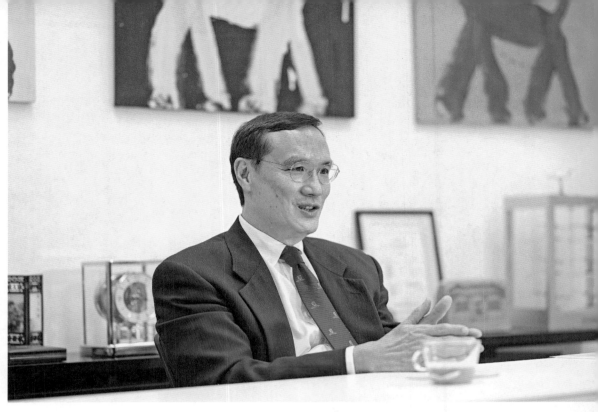

■ 利博士指中大醫院是一個全新的嘗試，長遠希望中大醫院可推動醫療制度改革，在現有的公營及私營醫療之外，為香港市民提供多一個新選擇。

由於中大醫院要承擔一定的社會責任，營運上並不是以盈利為最重要目標。利博士表示，中大醫院要達至自負盈虧，確實有一定挑戰，所以在醫院管理及運作上要採用全新思維。「香港醫療質素十分高，技術很先進，但作為工商管理碩士，我不得不說其實香港的醫療服務模式及醫院管理仍相對落後。公立醫院獲政府資助，醫療成本及效率並非其主要考慮；私家醫院則會將成本反映到每項服務收費，自然沒有誘因要提升效率。中大醫院是一間新型醫院，之前沒有人採用過這種模式，因此中大醫院行政總裁馮康醫生經常強調要提升醫院效率及妥善控制成本，背後其實是為了幫病人節省開支。」

利博士對於馮醫生及醫院團隊的熱誠和嚴謹尤其深刻。他指早在醫院設計階段，馮醫生與同事已諮詢不同專家，包括各專科醫護人員，讓他們從用家角度為醫院內的布局及不同部門的硬件設計提供意見，之後才讓承建商畫則。這種模式可避免工程開始後，布局設計須再三改動而衍生額外開支。

誠然，整個醫院建造工程並非一帆風順，特別是2019年持續多月的社會事件，以及2020年初開始席捲全球的新型冠狀病毒疫情，都為工程帶來重重挑戰。利博士指醫院地盤內有多達1000名工友工作，防疫及感染控制的挑戰可想而知。「一個歷時近四年的項目，在無法預知的疫情下，只比原定時間延後了約三個月，大家已盡了最大的努力。」

對於中大醫院的期望及憧憬，利博士寄語說：「萬事起步難，中大醫院是一個全新的嘗試，開院初期定必會有很多挑戰，但長遠來說，我十分希望這間醫院能實實在在推動醫療制度改革，為香港市民提供一個新選擇，為香港醫療探索多一條道路。」

> "
> 長遠來說，我十分希望這間醫院
> 能實實在在推動醫療制度改革，
> 為香港市民提供一個新選擇，為
> 香港醫療探索多一條道路。
> "

緣起

毋忘初心
為香港醫療開闢新道路

「香港的公營醫療承擔了九成多住院服務,當人口持續老化,對醫療服務、藥物及儀器的需求只會有增無減,在有限資源下,公立醫院不勝負荷只是遲早的事!」香港中文大學副校長霍泰輝教授以短短三言兩語,已概括了香港醫療系統目前面對的困局。霍教授是中大醫學院兒科講座教授,在公立醫院服務多年,曾任中大醫學院院長,如今亦是香港中文大學醫院董事局副主席,對醫療問題的認識自然較一般人透徹。「其實政府也希望負擔得起的病人可轉用私家醫療服務,但不少人依然覺得私家服務昂貴,且收費難預算,要吸引他們便需要具透明度及可負擔的私家服務。」

> "
> 我們不是做慈善,當然也不希望虧蝕。若能在維持收支平衡之餘,收費也讓一般市民可負擔,他們將來便可放心選用私家醫院服務。
> "

中大醫院背後故事

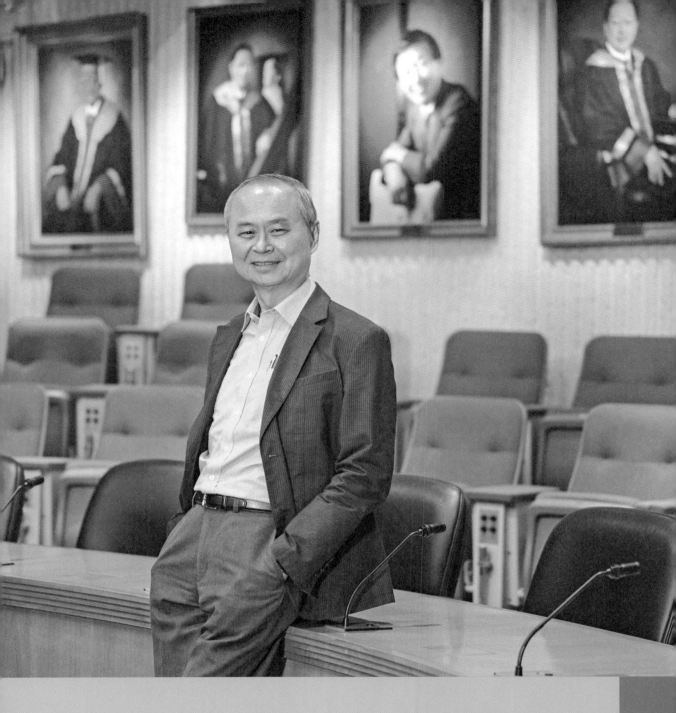

霍泰輝教授
香港中文大學醫院董事局副主席
香港中文大學副校長

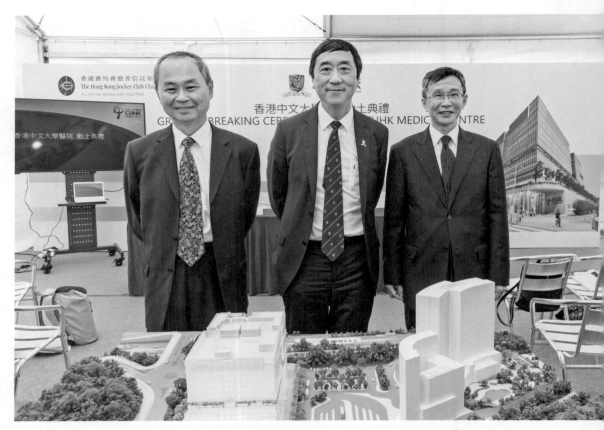

■ 霍教授(左)解釋，中文大學成立首間非牟利私營教學醫院，旨在為市民提供優質及具透明度的私營醫療服務，從而收窄公營及私營醫療之間的鴻溝。

正是基於這一理念，當政府於2009年提出預留4幅私家醫院用地時，中大於翌年3月便向政府提交於大埔用地籌辦私營教學醫院的意向書，霍教授邊說邊展示當年的意向書複本，封面上「聯絡人」一欄正是時任中大校長劉遵義教授和霍教授。雖然最終基於種種不同因素，中大擱置於大埔建私院的計劃，但已為往後中大醫院的發展奠定雛形。

歸根究柢，市民對使用私營醫療服務卻步，主因是擔心私營醫療收費昂貴，且透明度較低，寧願花時間輪候公營服務，令公營服務的輪候時間愈來愈長。霍教授指出，中大希望成立首間非牟利私營教學醫院，正是希望透過提供高質素、收費透明及可負擔的醫療服務，從而收窄公私營醫療體系之間的鴻溝。「我們希望以非牟利形式營運新醫院，在制定服務收費時，毋須像商業機構要追求利潤。我們不是做慈善，當然也不希望虧蝕。若能在維持收支平衡之餘，收費也讓一般市民可負擔，他們將來便可放心選用私家醫院服務，騰出公立醫院服務予較有需要人士。」

為了貫徹營辦一間非牟利私營教學醫院的宗旨，中大校方決定這間醫院必須由大學全資擁有，亦不接受私人企業或財團投資或合資。霍教授解釋，唯有如此才可確保中大醫院的營運方針與中大的理念始終一致。可幸這份理念亦獲政府贊同，大學後來申請於港鐵大學站旁一幅教學用地發展私家醫院，獲當局以象徵式地價批准改變土地用途，政府亦貸款約四十億元予中大作建院之用。「我們與政府有協議，中大醫院每年會接收一定數目由醫管局轉介的專科門診及日間手術個案，病人只須支付公立醫院標準費用，類似企業社會責任，由我們協助分擔公立醫院的病人。」

> " 中大醫院其中一個主要使命，是要提供高透明度的醫療收費，為此中大醫院將推行創新的「定價收費」模式。 "

霍教授又提到，要建造一間醫院原來遠比想像中複雜，涉及眾多不同部門及機構，除了主導醫療政策的食物及衞生局，還包括渠務署、環保署、消防處、運輸署、地政總署、漁護署及水務署等等，並要作環境、人流、交通及消防等評估，亦要與電力公司商討鋪設電纜。幸好政府特別為中大醫院項目召開數次跨部門會議，盡力統籌協調各部門

工作，加上中大醫院策劃處整個團隊上下一心，讓整項醫院工程可於短短一千二百多日內竣工。

克服了融資及建築工程的各種難關，霍教授認為人才招聘亦是一大挑戰，因本港整體醫護人手也面臨短缺。不過，他指中大醫院仍有一定優勢，相信可吸引不少理念相近的醫學院校友加入，加上中大醫學院的教授們亦會到中大醫院服務，有助提升各界對醫院的信心。中大醫院其中一個主要使命，是要提供高透明度的醫療收費，為此中大醫院將推行創新的「定價收費」模式，透過病人的診斷及病情等數據，為各項手術及治療程序預先釐定價格，希望做到明碼實價，讓病人更清晰掌握住院預算。因此，醫院管治十分重要，不論是中大醫院自行聘用的醫生，又或是到訪醫生，都應要清晰理解這套收費模式及背後理念，並要向病人詳細解說，讓病人可在充分知情下作出自己的醫療決定。

> " 現時醫學院醫科生主要在公立醫院學習及受訓，日後我們也希望他們能到私家醫院學習，讓下一代的醫生早在培訓階段已可兼具公私營醫療的體驗。 "

中大醫院得以順利落成及啟用，有賴多方人士的支持，特別是香港賽馬會慈善信託基金、社會熱心人士及中大校友的慷慨捐助。眼見中大醫院的理念獲各方的肯定與認同，霍教授也深受鼓舞。他特別指出，中大醫院肩負平衡公私營醫療的社會責任，同時亦是中大的首間私營教學醫院，在醫科教育、醫生培訓及醫學研究等多方面均扮演重要角色，日後可與作為公營教學醫院的威爾斯親王醫院相互補足。「現時醫學院醫科生主要在公立醫院學習及受訓，日後我們也希望他們能到私家醫院學習，讓下一代的醫生早在培訓階段已可兼具公私營醫療的體驗。」

醫療科技日新月異，霍教授指中大醫院矢志為病人提供最頂尖的醫療服務，而私營醫院在引入各類新藥物、新技術、新儀器，以至在配合醫學院推動創新醫學研究等各方面，比公立醫院更靈活及有彈性，例如盡量減省非必要的申請程序及規章條文等。霍教授期望中大醫院不單為香港市民提供優質醫療服務，亦將成為香港醫學科研創新的搖籃。

對於中大醫院的最大期望，霍教授以簡單的一句作結：「毋忘初心。我們成立中大醫院的初心是崇高的，在往後的日子，希望大家時刻銘記這份初心。」

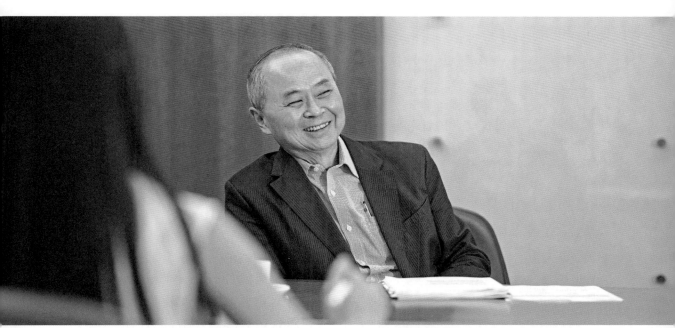

■ 霍教授指中大醫院在醫科教育、醫生培訓及醫學研究等多方面均扮演重要角色，亦可與威爾斯親王醫院互相補足，讓醫科學生及早兼具公私營醫療的體驗。

緣起

建橋人那未圓的夢

「你們這一代有見過帆布床嗎？」馮醫生回想起1981年剛畢業，在伊利沙伯醫院當實習醫生時令他震撼的情景——病房裏擠滿病人，病床和帆布床加起來有近百張，只要是有空間的地方，包括走廊、病床中間甚至洗手間外也有帆布床，可說是擁擠不堪。當時年紀尚輕的馮醫生滿腦疑惑，不明白為什麼會這樣，另一方面卻有着「自己能做的不多」的無力感。聽着馮醫生從容不迫地描述這情景，現在雖然無法切身體會40年前的苦日子，不過從馮醫生的話語間仍能深深感受到一份經歲月沖洗的歷練與沉着。

> 若問題是出現在制度上，無論花多少心血、投入多大的力量，改善的效果仍然不顯著。

當時抱着這份疑惑的並不只有馮醫生，面對公共醫療問題叢生，多方人士都認為有需要改革公營醫療體制。八十年代，適逢殖民地政府將

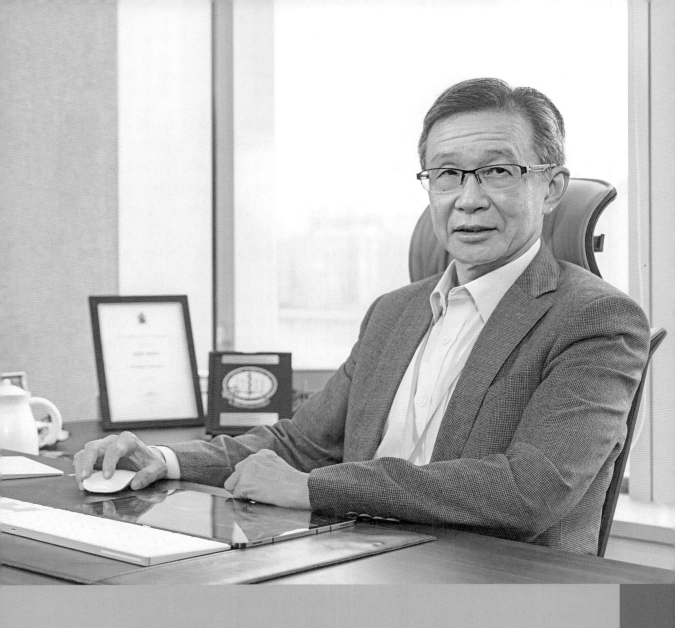

馮康醫生
香港中文大學醫院行政總裁

醫院管理工作外放而籌備成立醫管局及實行代議政制，很多論政團體在這大環境下相繼成立，包括馮醫生積極參與的「醫療論壇」，而他亦發表了多篇有關醫療政策及改革的文章，因而擁有一定知名度。後來政府準備成立醫管局，四出物色年輕醫生投身醫務行政管理，馮醫生亦備受賞識而獲邀加入醫院事務署，其後再加入新成立的醫管局。

馮醫生做了11年行政規劃方面的工作，任內參與並領導了不少計劃，例如成立聯網制度、臨床醫療管理系統、電子病歷記錄等。他相信通過規劃人手和設施等方面能夠改善整個制度，從而改變將來。「我們做了很多工作和計劃，不過發現規劃都是為未來而做，現狀仍有很多問題亟待解決。」在馮醫生出任新界東醫院聯網總監及威爾斯親王醫院行政總監後，馮醫生改為從事醫院管理營運的工作，希望透過運作去改變制度，而一做又是十一載。威院作為教學醫院，接收很多奇難雜症，急症室輪候時間亦很長，又不時要推行先導計劃，工作量很大，因此每年團隊也需要構思很多新方法來解決問題，不過每每成效有限或不持久，讓馮醫生體會到若問題是出現在制度上，無論花多少心血、投入多大的力量，改善的效果仍然不顯著。「二十多年的努力和經驗讓我明白，在現有制度之下要做好平衡或改革，確實並不是一件容易的事。」

> **中大醫院提倡的定價收費，正是希望為公眾提供一個介乎現有公營與私營醫療服務之間的選擇，讓市民可用合理的費用去接受優質的醫療服務，亦希望藉此帶動醫療保險的革新。**

殖民地政府在回歸前最後10年，投放了大量資源在公共醫療上，建立了相當好的口碑，甚至令當時的私家醫院叫苦連天，因為公立醫院「搶走」不少病人。馮醫生引述當時的醫管局主席鍾士元爵士說：「We will become the victim of our own success.」，一語道出香港醫療系統的公私營失衡問題。隨着私營醫療成本上漲使收費不斷上升，令普羅大眾難以

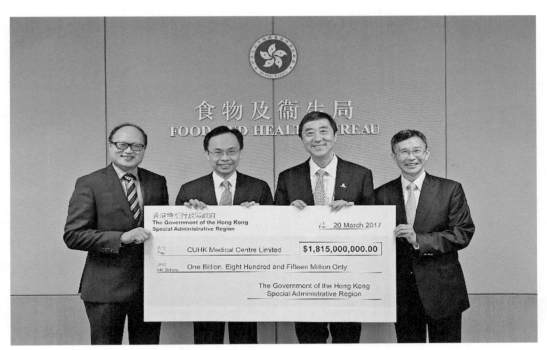

■ 為支持香港中文大學醫院的發展，特區政府決定向中大醫院作出40.33億元貸款。第一筆貸款支票於2017年3月由食物及衞生局發出，成為項目的重要里程碑。

負擔，加上人口老化令醫療需求愈來愈大，結果大量病人只能在公立醫院就醫，令整個公營醫療系統不勝負荷。面對公私營之間的巨大夾縫，在兩者之間建構橋樑的構想由此而生。「如果現有的公私營制度不變，很難去改善服務。即使有少許改善，成效很快便會被洪水沖走。」馮醫生深感小修小補無法令制度有突破性轉變。剛好中大此時正配合政府着手籌建新的私家醫院，冀以高透明度、可預測和固定的定價收費，鼓勵更多人由公營轉向私營醫院求診。馮醫生形容這是一個改革的「機會」，當時他雖然仍身在醫管局，不過已以中大榮譽教授的身份積極就醫院的前期工作提供意見。至2013年，馮醫生從醫管局退休後，便加入中大醫院出任行政總裁。

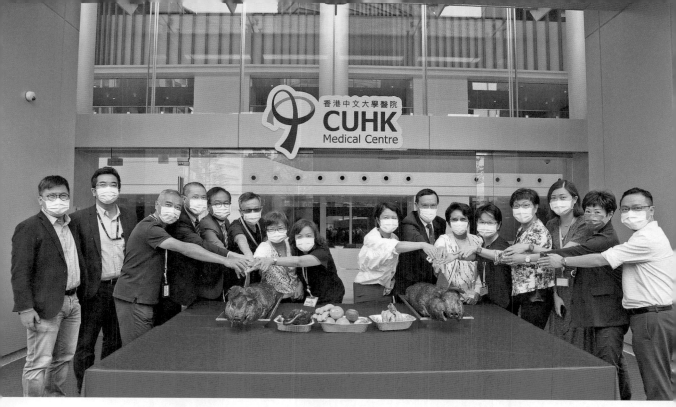

■ 中大醫院建築工程歷時3年5個月。醫院團隊於2020年10月正式遷入新落成的醫院大樓，象徵中大醫院的發展踏入新階段。

本着服務社會的使命，團隊一磚一瓦地開始建設中大醫院。馮醫生表示雖然沒有將中大醫院定位為社會企業，但本質仍是建基於非牟利社企的理念上。很多市民大眾都會因為私營醫療收費較昂貴而卻步，即使有醫療保險保障的中產階層，亦會因為醫療費用的不確定性，而未必會選用私營醫療服務。中大醫院提倡的定價收費，正是希望為公眾提供一個介乎現有公營與私營醫療服務之間的選擇，讓市民可用合理的費用去接受優質的醫療服務，亦希望藉此帶動醫療保險的革新。雖然單靠中大醫院無法推動整體的醫療改革，但或許會起一個關鍵的作用，擔任先驅者去建立一道信心的橋樑，讓後繼者繼續前行。

擁有豐富醫院規劃經驗的馮醫生憶述，中大由始至終都牢牢抓緊非牟利這個宗旨。最初，中大有意夥拍投資者入標競投大埔醫院後山的政府土地以興建新醫院；經多番考量，考慮到若與商業機構合作，難免會以盈利為先，而這不符合中大醫院以非牟利和以社會使命為主導的原則。因此最後放棄入標，並與政府磋商，終於落實在大學站旁一幅1.37公頃的土地進行發展。中大醫院就在此時從一個理念變成現實。

推動制度改革當然是宏大的願景，病人最切身的關注仍是就醫體驗。中大醫院是全港首間「智慧醫院」，相信大眾對此亦相當期待。馮醫生指在構思之初，曾翻閱文獻，並多次往海外醫院觀摩及考察，發現「智慧醫院」這概念並無既定標準或定義，根本無從借鑑。既然如此，馮醫生便決定自行制訂標準，參考美國醫療照護改善研究機構 (Institute for Healthcare Improvement) 的「The IHI Triple Aim」來為「智慧醫院」作出定義，即智慧醫療、智慧服務和智慧管理。建構「智慧醫院」當然牽涉許多新科技和系統建設，由於缺乏參考資料，所以在實踐這些創新構思時都只能靠自己摸索，例如協助病人掌握自己身體狀況的全面電子病歷記錄，以及確保病人安全的院內病人定位系統等。馮醫生在醫管局曾擔任臨床信息計劃策導委員會主席12年，領導和參與設計多個電子管理系統，他笑言要把這12年的工作濃縮，在兩年內完成建立中大醫院的資訊系統是一項挑戰。此外院方也積極與不同界別合作，從多方面入手提升病人滿意度，如與保險業界積極溝通以作出相應配套，和運用實證科學設計醫院每一個角落，以達致理想治癒效果。

「每平方米都是電費，能節省多少就多少。」馮醫生指從前管理聯網4500張床，屬下超過一萬人，並要應付龐大的病人服務量，但在醫管局工作時並不需要擔心將來如何營運。馮醫生坦言現在的營運壓力挺

大，私營醫院有很多成本限制，動用每分每毫都要考量，但中大醫院並沒有將貨就價，反而在設計上下了一番心思，以提升成本效益，亦關顧病人需要，在燈光、物料、器材各方面以安全和舒適為本，亦細心設計病人就診流程，增加流暢度及減少等候時間。由公營系統走到有社會使命並自負盈虧的私家醫院，還要高調推出全新的定價收費，馮醫生當然明白他背負的責任和挑戰有多大。如何讓私家醫生接納定價收費？如何吸引病人來就診？為此他積極與不同人士交流、閱覽不同的書籍，又參與研討會，並參考其他醫院的運作，務求把營運風險減到最低，並增加成本效益。

馮醫生表示由 2013 年籌辦中大醫院以來，學了很多新事物。一說起 7 年間的種種往事，馮醫生眼睛便亮了起來。雖然至今已有 7 年，但計劃還在進行中，漫漫前路仍充滿着很多未知之數。慶幸的是路雖長卻不缺同路人，馮醫生總是帶着珍重之情細說着和團隊之間的點滴。他提到參與項目的團隊除了中大校友，有很多是醫管局退休並有着共同理念的同事，當中有人說：「我有個夢未發完，想到中大醫院讓夢變真。」志同道合的昔日同事輕輕一句話，打進了馮醫生的內心深處。「羅馬非一日建成，是要靠很多代人的努力。同樣我們的醫院亦非一人可以建立，需要大家一同合力才可成功。」馮醫生這番話並不單指中大醫院，也可應用於香港的醫療體制。

> 從帆布床時代到現在已過了 40 年，雖然現狀仍未如理想，但每一個小轉變都是一代又一代人努力的成果。

從帆布床時代到現在已過了 40 年，雖然現狀仍未如理想，但每一個小轉變都是一代又一代人努力的成果。中大醫院承載的究竟是什麼？或許是人們過往心血的結晶，又或許是一直秉持於心的信念，以及建橋人那未圓的夢。

中大醫院背後故事

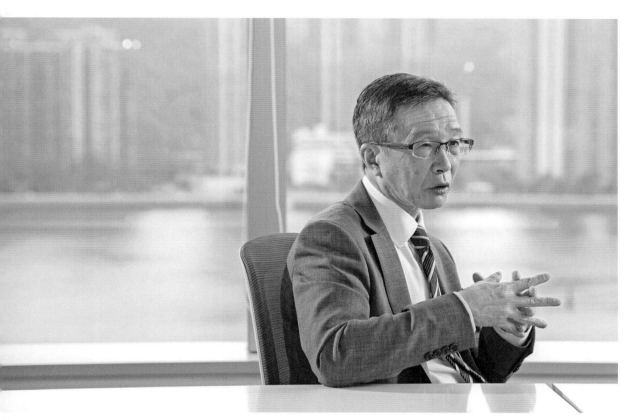

■ 馮醫生指中大醫院以非牟利及社會使命作為原則，期望為香港市民提供一個新選擇，以合理費用使
用優質醫療服務，平衡公私營醫療之間的差異。

緣起

為香港人而建的大學醫院

香港中文大學醫院這個龐大的計劃,由 2010 年 4 月開始萌芽。香港中文大學前校董會主席鄭維健博士憶述,當時香港中文大學已開始與政府醞釀商討,有關參與和研究建立大學醫院的計劃。對於香港比較單一的醫療系統架構和因人口老化而急劇上升的醫療需求而言,這個創新的想法讓所有人眼前一亮。香港並沒有建立大學醫院的先例,但在其他西方國家,大學醫院卻已是一個非常成熟的概念,亦在醫療體系擔任重要角色。當時鄭博士獲時任香港中文大學校長劉遵義教授邀請,加入工作小組擔任主席,與多位中大校董會成員及大學教授共同研究成立大學醫院這個計劃,而當時仍在醫管局任職的馮康醫生亦義務參加工作小組的工作。

> " 香港並沒有建立大學醫院的先例,但在其他西方國家,大學醫院卻已是一個非常成熟的概念,亦在醫療體系擔任重要角色。 "

中大醫院背後故事

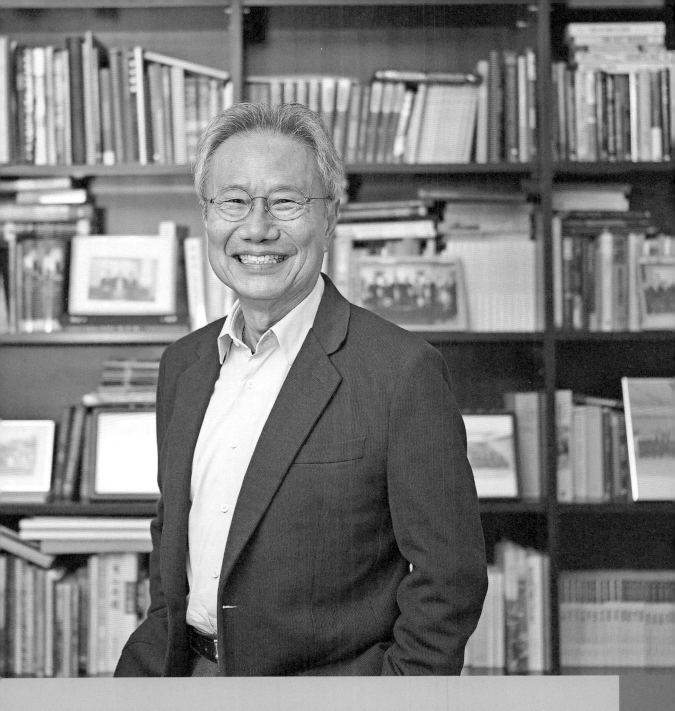

鄭維健博士
香港中文大學前校董會主席

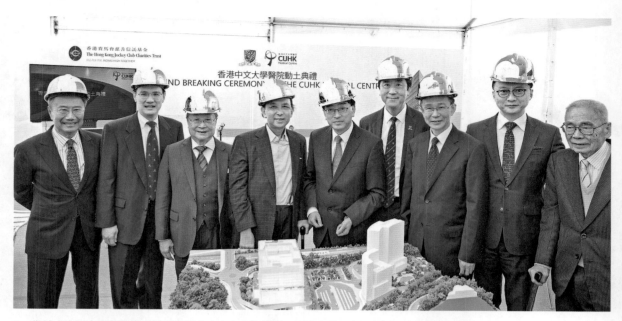

■ 鄭博士表示中大醫院這個計劃曾遇上大大小小的挑戰，不過團隊一直都堅守服務社會這個使命。

工作小組成立後即密鑼緊鼓地開展籌備工作，熱切期望將香港中文大學醫院打造成為先驅，在現有公立醫院和私家醫院的架構中扮演新角色，透過有效的醫療改革，拉近雙方的服務差異，承擔和實踐更多的社會責任。那段大家一起埋頭苦幹、共同探討和籌備計劃的日子，鄭博士現在也十分回味。他笑說，各位成員的工作都非常忙碌，相約開會時間並不容易，由於鄭博士一向習慣早起，所以工作小組便「被迫」早上 7 時召開會議，進行商討。

在 4 年間，小組召開了不計其數的會議，將構思慢慢變成藍圖，再進行集資，讓中大醫院這個項目能夠逐步成形。鄭博士非常感謝不同的校董和教授各展所長，通力合作為計劃出心出力，加上時任校董會主

席鄭海泉博士的全力支持，令計劃能順利推進。另外，時任食物及衛生局常任秘書長（衛生）袁銘輝先生亦非常有心，希望能造福市民，帶領局方協助完成這個構思。

最初工作小組曾有意投標政府當時推出的大埔私院用地，打算與商業機構合作，接受融資，並計劃當醫院能夠償還資金後，大學便能取回醫院的自主權。正當以為計劃進展一帆風順的時候，參與投資的機構卻希望對醫院有更大的掌控權，以獲取更大利潤。然而，建立大學醫院的目的全然不在牟利，除了緩和社會上醫療資源不平衡的結構僵局，這更是一座教學醫院，目標是將盈利重新投入醫療教學中，無論是醫學研究、購置醫療設備或教學用途等。商業機構這舉動，頓時讓大家陷入進退兩難的局面，而遞交標書的截止日期亦已經迫在眉睫。若此時放棄，大家數年來付出的心血便付諸東流，建立大學醫院一事也可能就此擱置。

> 皇天不負有心人，竟在孤注一擲之時收到意料之外的驚喜，那便是小組在研究其他可行的解決辦法時，意外發現現時醫院所在的用地是隸屬中大範圍的教學用地，於是大學便順水推舟，向政府申請更改土地用途。

說是經驗也好，直覺也罷，鄭博士回憶當時整個工作小組思前想後，鑑於這將會和建立中大醫院的使命背道而馳，為免將來有不必要的矛盾紛爭，最後一致選擇忠於初衷，毅然放棄重新尋找新的商業夥伴，也放棄投標。不過，皇天不負有心人，竟在孤注一擲之時收到意料之外的驚喜，那便是小組在研究其他可行的解決辦法時，意外發現現時醫院所在的用地是隸屬中大範圍的教學用地，於是大學便順水推舟，向政府申請更改土地用途。這樣一來，結合天時、地利、人和，大學不需要再為大筆投標資金苦惱，轉而尋求政府貸款及向社會各界募款，更能全心專注於醫院

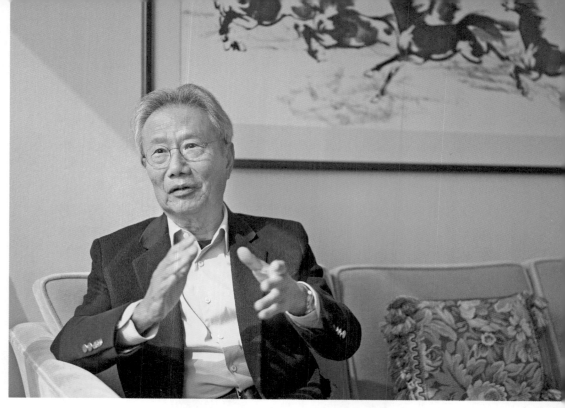

■ 鄭博士指中大醫院作為非牟利私營教學醫院，可讓醫學生接觸更多不同背景的病人。

的建設上，大學不但對醫院有絕對的自主權，可以履行建立教學醫院的使命，承擔更多的社會責任，也在地理位置上令醫院更有發展優勢和前景。

談到香港中文大學醫院這個名字，鄭博士指就是希望能夠一目了然，確實讓公眾知道這是隸屬中文大學的醫院。至於醫院的英文命名，或許很多人都會有疑問，為何不是 Hospital 而要用 Medical Centre？鄭博士解釋因為中大醫院是香港第一間大學醫院，作為先導者，當然也要迎上國際潮流和趨勢，沿用國際社會上稱大學醫院為 Medical Centre 的慣例，而這也是為了和其他公立醫院作出區分。

大學醫院是全新理念，在營運模式上，也期望讓人耳目一新。除了制定透明度高的定價收費制度，也採納公立醫院團隊合作的模式治療病人，以病人為本。中大醫院和中大密不可分，擁有不同範疇的醫學教授作背後支援，這也是中大醫院的優勢。事實上，公營和私營醫院所診治的病人，在背景、呈現的病徵或疾病類別上，都會有所不同，因此作為一間教學醫院，中大醫院讓醫學生有額外機會接觸不同背景的病人，從而有更廣闊的眼界，裝備他們成為更好、更全面的醫生。

無可否認，營運這樣一所全新的私家醫院，團隊將會面對很多潛在的困難和挑戰，但相信憑着敢於冒險的精神和持之以恒的毅力，定能夠透過新醫院，為社會的醫療現況帶來新氣象。

"
中大醫院是香港第一間大學醫院，作為先導者，當然也要迎上國際潮流和趨勢，沿用國際社會上稱大學醫院為 Medical Centre 的慣例，而這也是為了和其他公立醫院作出區分。
"

緣起

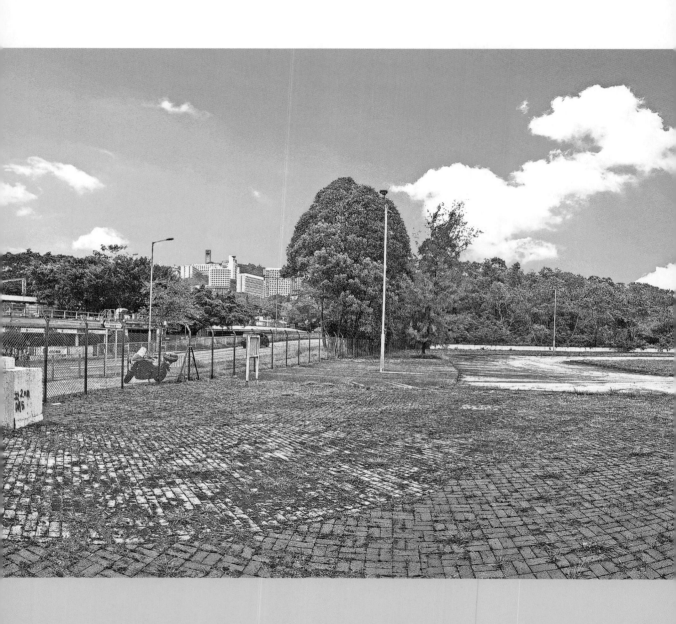

中大
醫院
背後故事

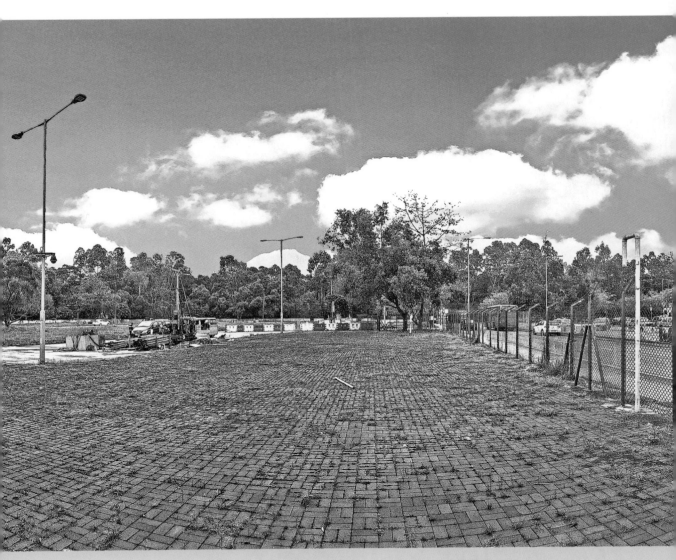

■　中大醫院原址為大學站旁邊一幅空置教學用地。

緣起

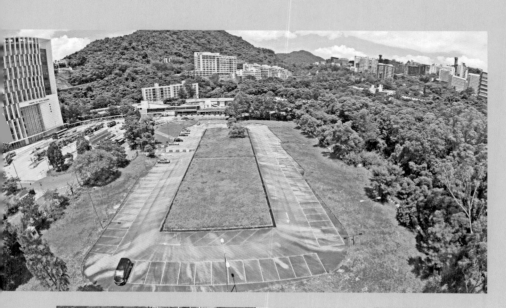

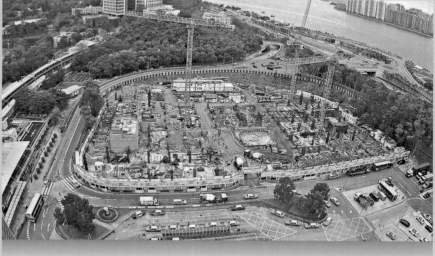

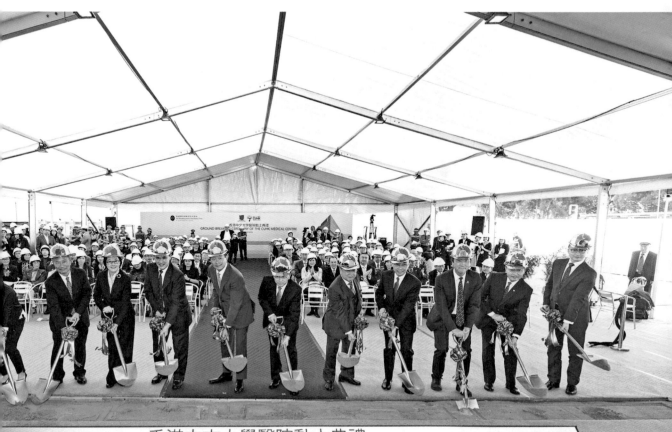

香港中文大學醫院動土典禮
GROUND BREAKING CEREMONY OF THE CUHK MEDICAL CENTRE

1 : 3
2 :

1　香港中文大學經過反覆研究，決定向政府申請改變土地用途，於大學站旁的用地發展私營教學醫院。

2　中大醫院選址毗鄰港鐵大學站及公共運輸交匯處。

3　中大醫院動土典禮於 2016 年 12 月舉行。

緣起

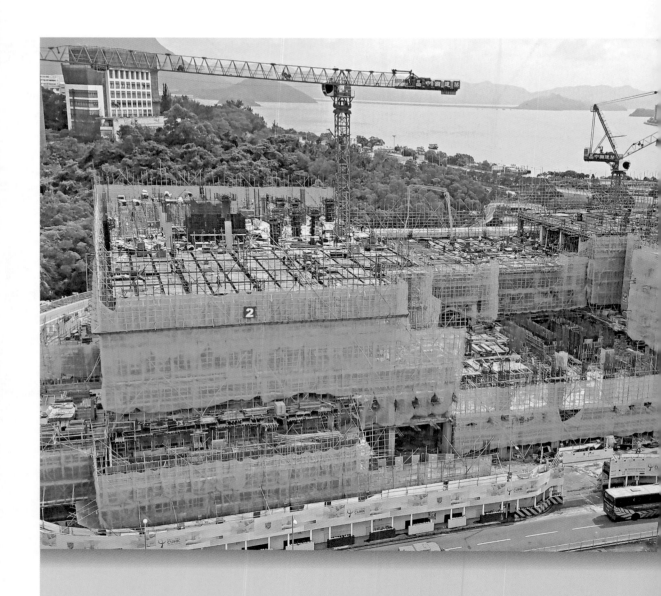

1　　由2017年初開始地基工程，整個中大醫院的建造過程歷時約3年5個月。

2　　2018年底，完成上蓋建築至主屋頂。

3　　中大醫院團隊及承建商於醫院地盤進行拜神儀式。

1　　2
　　　3

中大
醫院
背後故事

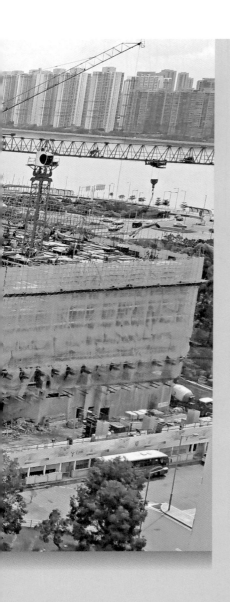

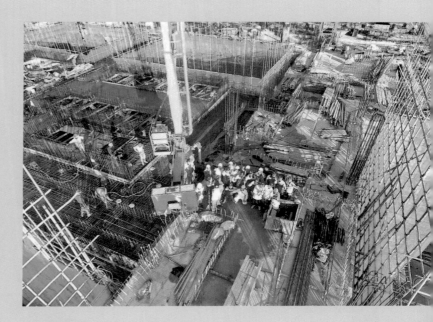

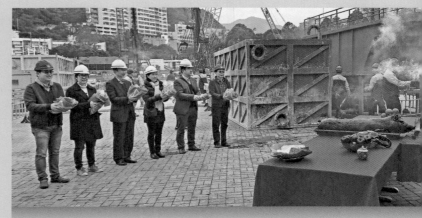

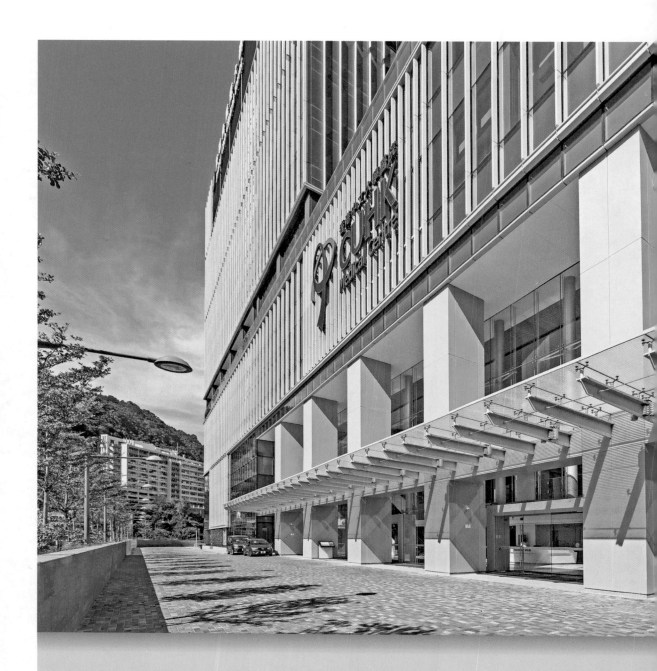

1 ┊ 2

1 外牆採用玻璃幕牆設計是中大醫院的一大特色。

2 中大醫院引入多項環保節能及可持續發展元素，2019 年獲香港綠色建築議會「綠建環評」評為最高的暫定鉑金級，以表揚院方在環境保護及綠色建築設計上的努力。

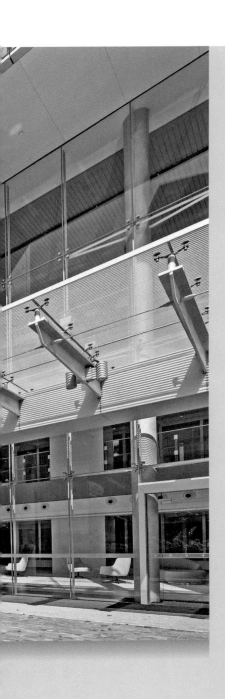

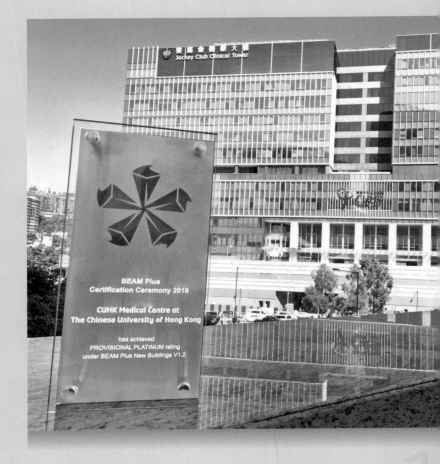

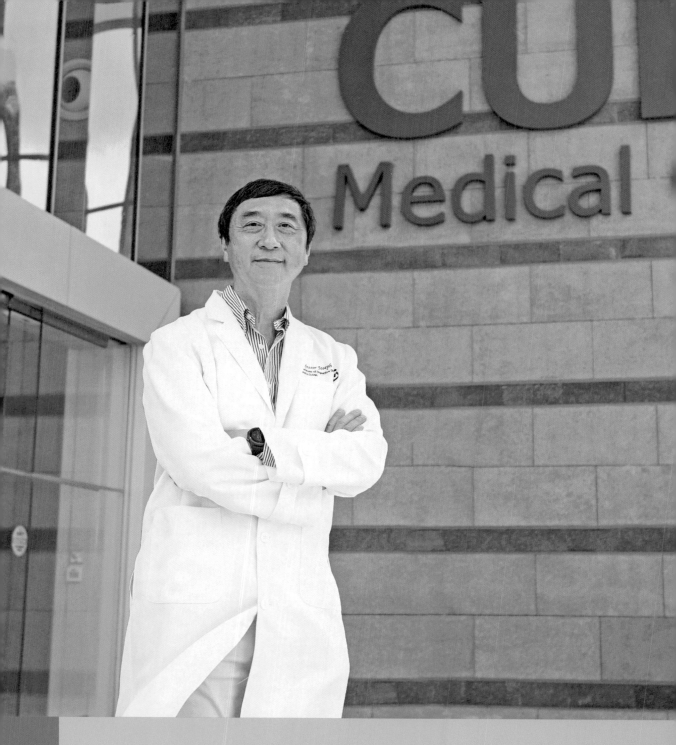

沈祖堯教授

香港中文大學前校長
香港中文大學榮休講座教授

但開風氣不為師

甫踏進將近竣工的香港中文大學醫院，香港中文大學前校長沈祖堯教授便忍不住拿起手機在醫院不同角落拍照留念。沈教授擔任中大校長期間，大力推動中大籌建一所私營教學醫院，如今首次踏足這間他力主促成的全新醫院，自然難掩興奮之情。

「我在威爾斯親王醫院工作了近三十年，香港公營醫療質素其實相當不錯，無奈醫院環境及運作流程未如理想，輪候時間亦實在太長。」沈教授指出，中大當初籌建中大醫院，正因有感香港醫療系統失衡，絕大部分的醫療負擔落在政府肩上。另一方面，私營醫療服務費用高昂，即使是有醫療保險的中產階層也未必能承擔。

> " 這應算是我人生中最開心、最價值連城的一通電話！ "

「我們希望成立一間完全由中大擁有的私營醫院，這間醫院既有質素保證，環境會較舒適，亦毋須輪候太久。這間醫院兼具

社會責任，不會一味追求利潤，收費應該是中產階層也可負擔，讓市民使用私營醫療服務時更加安心。」同時，中大醫學院的教授們亦可到中大醫院為市民提供醫療服務或進行醫學研究，醫科生日後亦可以在這所全新私家醫院學習，對醫學教育亦有幫助。

校方其後幾經積極爭取，終獲政府同意以1000元象徵式地價，將一幅在大學站旁邊的教學用地轉為醫院用途。選址問題解決後，下一個難題就是為籌建醫院融資。「按最初估計，要興建一間醫院，連同儀器、設備和首一至兩年的營運經費，已需六十多億元。」沈教授透露，當時不乏私人發展商及大企業接洽大學，表明有意投資這個項目，但校方經過深思熟慮後，都一一婉拒。「我們希望這所醫院可提供高質素但相對可負擔的醫療服務，盈餘都要回撥到醫院及醫學院以推動發展，故大學需要就醫院營運保留話語權，因此我們認為私人注資的形式不太合適。」

> "
> 現今的醫療已朝着減少病人住院時間的方向發展，我們亦希望中大醫院以高質素及高流量服務為主，病人只需入住較短時間，可能是一兩天，已完成所需檢查和治療。
> "

雖然中大其後獲得政府同意作出借貸安排，但與校方估算所需的金額仍有距離，可幸在沈教授與醫院籌備委員會的四出奔走下，不少熱心人士和校友皆認同中大醫院的理念，踴躍捐助，當中包括陳廷驊基金會、伍宜孫慈善基金會等社會賢達的鼎力支持。香港賽馬會慈善信託基金更向中大醫院捐款13億元，是馬會歷來在醫療範疇金額最高的單一捐款。

沈教授憶述，當日向馬會董事局簡介中大醫院計劃時，對方已十分認同項目的理念，很快便答允捐助10億元。惟後來建築費持續上漲，正當校方惟恐資金或許不足之際，沈教授某天突然收到馬會其中一位負責人來電。他還記得當時正坐車前往機場，準備到外地開會，那位馬會負責人在電話中問道：「沈教授，10億元是否真

中大醫院背後故事

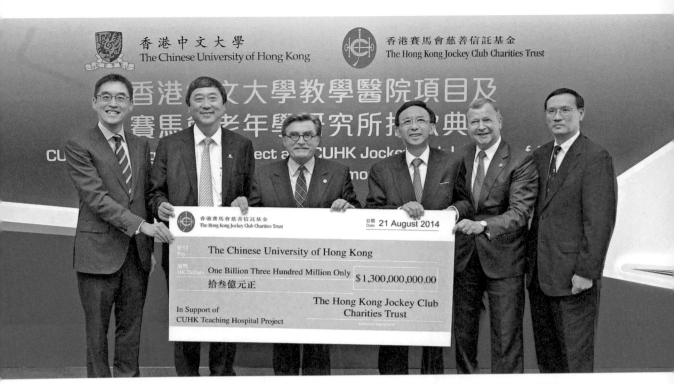

香港賽馬會慈善信託基金向中大醫院項目捐贈港幣 13 億元，是馬會歷來在醫療方面最大筆的單一捐款。

的足夠？」沈教授遂坦承正為資金問題苦惱，對方隨即再問：「那你們想要多少？要不要再加一點？」沈教授形容當刻自己大喜過望，原來當年適逢馬會成立 130 周年，馬會希望藉此別具意義的機會，為有利於社會民生的計劃提供堅實支持，以展現馬會回饋香港的心意，沈教授便提議不如將捐款總額加至 13 億元，對方在電話中一口應承，沈教授笑言：「這應算是我人生中最開心、最價值連城的一通電話！」

除了這段籌募資金的軼事，原來中大醫院的英文名稱 CUHK Medical Centre 也是源於沈教授的提議。沈教授解釋，不選擇常用的 Hospital，

緣起

是期望可開啟一個全新的醫療模式。「現今的醫療已朝着減少病人住院時間的方向發展，我們亦希望中大醫院以高質素及高流量服務為主，病人只需入住較短時間，可能是一兩天，已完成所需檢查和治療。因此中大醫院毋須像大型公立醫院般設置過千張病床，而是只設五百多張住院病床，同時亦提供更多日間治療設備及外展服務。Medical Centre 亦不只是治療住院病人的地方，而是為整體民康服務，例如推展身體檢查或疾病篩查等預防疾病的工作。這亦是愈來愈多國家奉行的維護健康概念，在人口老化下，如何讓大家活得長壽又健康。」

除了醫療模式的創新，沈教授最期望看到中大醫院可為整個醫療系統帶來改變。「現時病人入住私家醫院，不同醫生有不同收費，而醫療亦有很多變數，簡單如割盲腸也可有併發症，多住兩天已衍生額外費用，這正是很多市民不願使用私家醫院服務的主要原因。而我們成立中大醫院的願景，正是要改變這種現象。」沈教授指中大醫院會透過創新的定價收費，根據病人本身的病情及治療的複雜性釐定價格，讓每項手術或治療程序都做到明碼實價，病人入院前已對醫療開支心中有數，可安心接受治療，毋須擔心大失預算。沈教授相信，中大醫院可藉此將部分有負擔能力的病人分流到私營市場，分擔公營醫療的壓力，成為公私營醫療間的橋樑。

展望未來，沈教授最希望看到中大醫院為香港醫療制度開闢出一條新道路，並且可吸引更多志同道合者成為同路人。「中國人有句說話是『但開風氣不為師』，我希望中大醫院可成為一所開創風尚的醫院，為市民提供優質、透明及可負擔的私營醫療服務，亦要肩負社會使命。同時我亦希望中大醫院不是唯一一家同類醫院，日後其他大學及機構也可加入到這個新模式，為香港醫療帶來真正改變。」

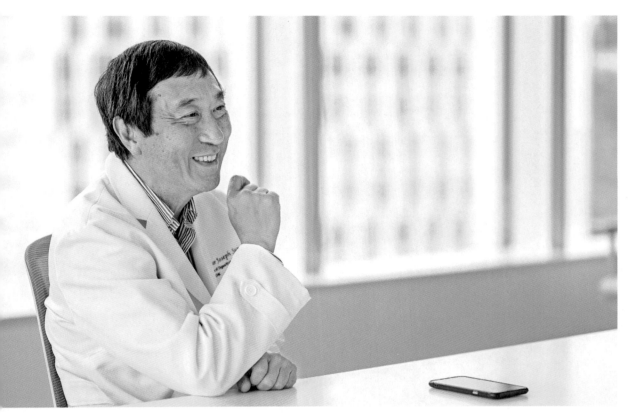

■ 沈教授期望中大醫院可成為一所開創風尚的醫院，為市民提供優質、透明及可負擔的私營醫療服務。

> 66
> 中國人有句說話是「但開風氣不為
> 師」，我希望中大醫院可成為一所
> 開創風尚的醫院，為市民提供優
> 質、透明及可負擔的私營醫療服
> 務，亦要肩負社會使命。　99

緣起

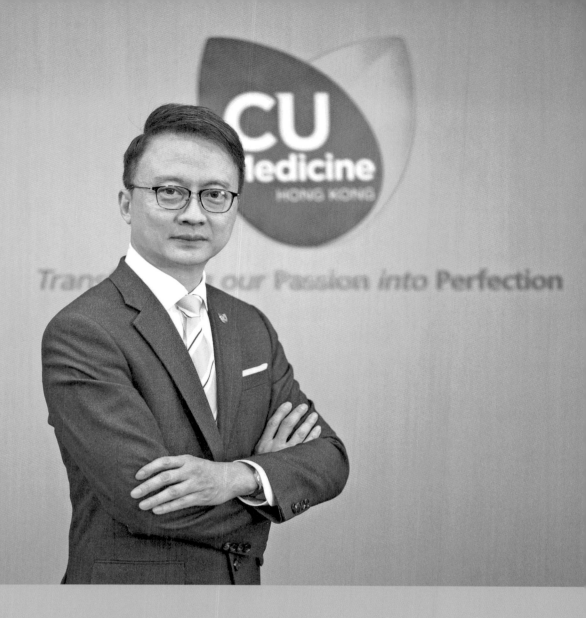

陳家亮教授
香港中文大學醫學院院長
香港中文大學醫院董事局成員

堅持讓夢想高飛

位處大學站B出口外不到一百米的地方，4年前還是一片雜草叢生的荒地，今天矗立香港中文大學醫院大樓。荒地蛻變成醫院，看似是不可能實現的事。

香港中文大學醫學院院長陳家亮教授指出，中大醫院能落成，全憑夢想和機遇。作為香港僅有的兩間醫學院之一，在過去40年，中大醫學院已培養無數有志服務社群的年輕人成為德才兼備的良醫。隨着人口增加及老齡化，香港公營醫院服務難以負荷市民與日俱增的醫療需求，其中最為人詬病是輪候時間長；另一方面，私營醫療收費較高，病人難以控制開支在預算範圍之內，窒礙一些中產或夾心階層分流到私營醫療體系。中文大學秉承不斷創新精神，冀協助公營醫院紓緩緊張的服務壓

> 中大醫院能落成，全憑夢想和機遇。作為香港僅有的兩間醫學院之一，在過去40年，中大醫學院已培養無數有志服務社群的年輕人成為德才兼備的良醫。

緣起

53

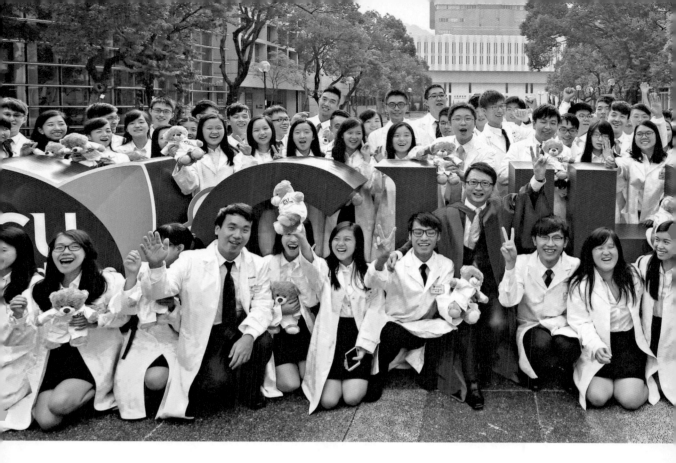

> **"** 團隊得出一個最重要的結論，是要拓寬中大醫學院和中大醫院合作空間，好好結合私營醫院的較大彈性，將研究所得轉化及應用於醫療服務上，惠及病人。 **"**

力，亦同時希望服務市民及提升教研水平，故開始構思興建一所大學全資擁有，全港首間私營教學醫院，為香港醫護體制作出貢獻。

陳教授進一步解釋，中大醫院以「病人為本」。就價格而言，醫院將會提供透明度高的定價收費，讓市民選擇醫療服務時能有所預算。至於醫療模式方面，希望減少病人排隊和等候時間，作為全港首間全面電子化「智慧醫院」，透過先進資訊科技，促進醫療成效，強化醫院運作效率，為病人帶來優質醫療服務體驗。

中大醫院背後故事

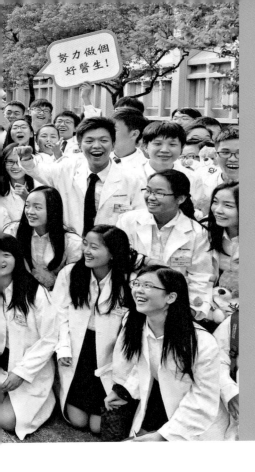

努力做個好醫生！

■ 陳教授指中大醫院將會成為醫學教研新平台。

陳教授是醫學院院長、內科及藥物治療學系講座教授，亦是醫院管理局大會成員、中大醫院董事局成員，身兼不同角色。陳教授坦言擔任教育工作多年，非常慶幸可以參與中大醫院這個計劃，讓沒有籌辦醫院經驗的他有新的學習機會，在擁有豐富醫療管理經驗的馮康醫生帶領下，步入醫療管理的範疇，與團隊一同研究合適可行的醫療管理模式。通過到訪內地和歐美不同醫院，考察其醫療體系，深入討論和參考不同案例、經驗，團隊得出一個最重要的結論，是要拓寬中大醫學院和中大醫院合作空間，好好結合私營醫院的較大彈性，將研究所得轉化及應用於醫療服務上，惠及病人。中大醫院作為威爾斯親王醫院教研基地以外的新資源，亦可發揮支持醫學院、中醫學院、護理學院、藥劑學院及公共衛生學院的培訓工作。

緣起

參與中大醫院計劃的經驗亦對陳教授在教學上有新啟發。他指出將來的醫科畢業生，除了會選擇行醫或進行醫學研究外，當中亦有部分人會投入醫療管理，甚至醫療政策制訂的工作，這未必是一般學術和臨床培訓會涉及的範疇。因此，陳教授說中大醫學院會提升現有課程，加入更多有關醫療管理的培訓，讓有志於醫療管理的學生日後能學以致用。他笑言，學生趁年輕早點學習相關知識，會較他現在才學來得輕鬆。

中大醫院由構思到籌建並不是一帆風順。陳教授憶述當初為堅守營辦初衷，毅然放棄與財團合作的方案，興辦大學醫院的夢想差點破滅。一扇門關了，卻開了一扇窗，可眺望更美好風景。團隊在討論時，突然想起大學站對出的土地，明知與政府商量改變土地用途，必須以破釜沉舟的勇氣和魄力去着手籌備改變土地用途方案。與此同時，資金問題亦必須解決，大學不可能全數負擔超過六十億的建築成本。所幸是當時香港賽馬會慶祝成立130周年，計劃以捐款支持一件具有重大歷史意義的項目。中大醫院籌備團隊與賽馬會均持共同理念，關注市民的健康和福祉，最終賽馬會捐出13億元，加上中大儲備及社會各界人士捐款，以及政府40億元的貸款，最終集腋成裘，成功籌集足夠建築資金。

有了土地又有足夠資金，終於在2016年尾開始動工興建醫院。談及整個項目哪些地方令他有最深刻的體會，陳教授笑說：「堅持。」中大醫院從無到有，過程中少不免遇上困難，有時也感到十分沮喪。但抱着對理想的熱誠，迎難而上，終達成目標。醫院已投入運作，陳教授語重心長表示這只是開始，相信未來的路充滿挑戰，希望中大醫院擔任先頭部隊，為香港醫護體制革新出一分力。到他日取得成果，會有人說是當初有一群很傻的人，為理想披荊斬棘，勇敢地走出這第一步所得來的。他亦寄語未來的醫科畢業生，醫院的將來是屬於他們的，希望他們繼續將服務社會的心發揚光大。

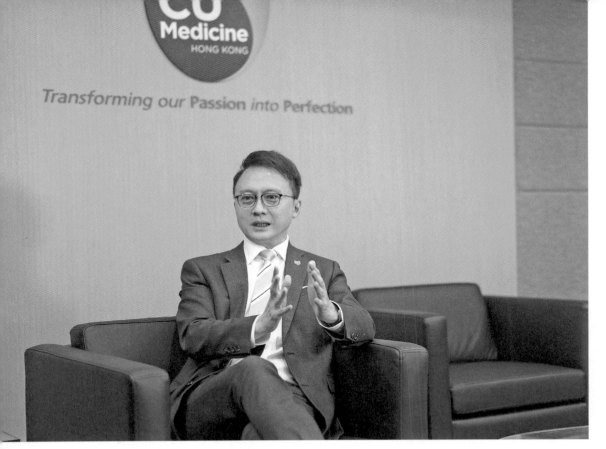

▊ 陳教授表示是「堅持」才令中大醫院這個計劃得以成功落實。

> " 到他日取得成果，會有人說是當初有一群很傻的人，為理想披荊斬棘，勇敢地走出這第一步所得來的。 "

緣起

1.7　只許成功的大學醫院

李淑儀女士退休前擔任香港特別行政區政府食物及衞生局常任秘書長（衞生）。李女士曾在政府多個決策局及部門服務三十多年，擁有豐富的行政經驗，工作範疇涵蓋經濟及貿易等方面，退休前亦於食物及衞生局負責醫療政策和公共衞生事務。在任期間，她帶領各部門處理了2009年豬流感爆發等公共衞生緊急事故，並負責推動醫療改革。李女士在2011年退休後，適逢香港中文大學醫院發展伊始，她看到中大醫院的成立理念，與自己昔日在公共衞生事務上的願景不謀而合，遂應邀加入籌備中大醫院的團隊，以自己多年的經驗，繼續為推動醫療改革出一分力。

> "
> 中大醫院一方面希望帶給病人高質素的治療和服務，亦希望能為現有經營模式帶來改革，提升收費的透明度，做到定價收費，鼓勵更多病人到私家醫院接受治療。
> "

中大醫院背後故事

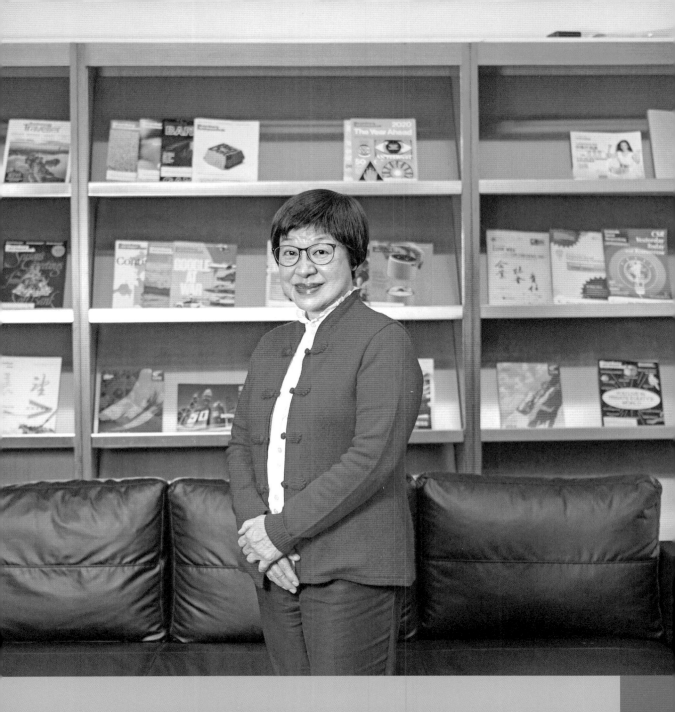

李淑儀女士
香港中文大學醫院董事局成員

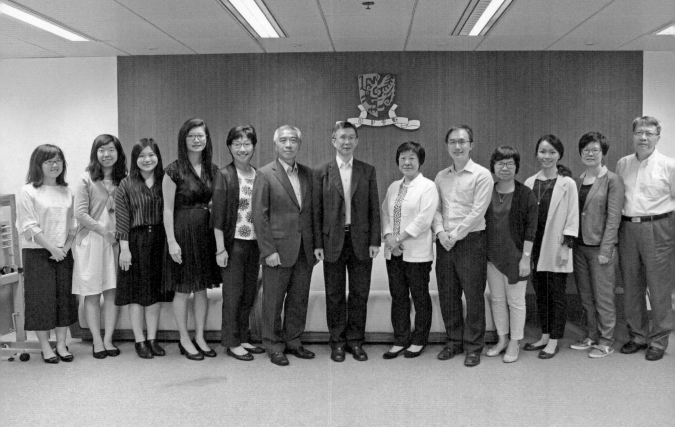

■ 李女士指中大醫院是希望以優質服務和高透明度的收費來鼓勵更多病人到私家醫院接受治療,以減低公營醫療系統的負荷。

李女士認為,香港目前的醫療系統面對公私營醫療發展不平衡的問題。在公營醫療方面,縱然政府在過去數十年不斷投入更多的資源,但面對香港人口日漸老化及人均壽命延長等問題,公立醫院服務存在龐大需求。此外,醫療技術發展日新月異,在進步的同時,亦令所需成本上漲,形成醫療通脹的問題。種種原因令公營醫療的開支與日俱增,原有的資源已經窮於應付現有需求,情況可謂百上加斤。因此,很多病人其實都希望能到私家醫院接受更適切的治療。

然而，私家醫院目前的營運模式有部分缺乏透明，病人在私家醫院時的開支若超出保險所保障的範圍，或在沒有購買保險的情況下，支出須由病人自己承擔。目前這種私營醫療的模式，終令很多病人，尤其是需要接受長期治療的病人，因入院前不確定自己所需的醫療支出，而對私家醫院卻步，最後選擇留在公立醫院繼續治療，有些甚至需等候很長時間才能得到治療。針對這個問題，李女士指出，中大醫院一方面希望帶給病人高質素的治療和服務，亦希望能為現有經營模式帶來改革，提升收費的透明度，做到定價收費，鼓勵更多病人到私家醫院接受治療。「中大醫學院的教授亦很有心，希望能成立一所非牟利的私家醫院，透過這間醫院繼續服務病人。」李女士補充道。在這個背景和目標下，中大便展開了籌備中大醫院的工作。

作為一所非牟利的私家醫院，中大醫院主打高品質的醫療服務，以及透明度高的營運模式，令病人能安心地接受治療，並對醫療開支有所預算。除此之外，中大醫院亦希望透過創新的設計，提供以「病人為本」的住院體驗。以到公立醫院求診為例，病人由入院到出院的過程中，往往需要到醫院不同的部門登記、付款、取藥，以辦理各種瑣碎的手續，而中大醫院便希望能做到真正的一站式入院服務。李女士指在設計醫院時，除了着眼於醫院實體設計，亦下了不少功夫為醫院打造更人性化的體驗。

一所全新醫院，在應用新科技時當然擁有優勢，這不得不提中大醫院將引入一個嶄新的電子醫療系統，令醫院日常運作電子化，勢將成為全港首間全電子化的醫院。這不但大大提升整理病人病歷、檢查結果、藥物處方及收費等資料的效率和準確性，亦免卻病人和醫護人員在處理各種程序上所花費的大量時間。在這環境下，病人能更安心休養，醫護的工作亦可以更加集中，讓他們能心無旁騖地服務病人，真正貫徹中大醫院「病人為本」的精神和文化。

緣起

中大醫院在與政府的協議中，承諾會預留七成病床服務本港市民，以及七成的住院服務會是定價收費。此外，醫院每年亦會接收由醫管局轉介一定數量的專科門診和日間手術個案，並只會向病人收取與醫管局相同的收費，以服務更多香港市民，回饋社會。這種服務承諾，在全港私家醫院中史無前例。作為非牟利醫院，從營運中所取得的盈利，政府亦有嚴格規管，只可用作中大醫院或中大醫學院的發展用途。「中大作為股東，亦不可以分紅。」中大醫院所作出的服務承諾，並沒有時限，將會長期執行，可見其服務廣大市民的決心。

對於這所新醫院的成立會否與現有的私家醫院形成競爭，李女士強調，中大醫院並非以與現有私院競爭為目標，而是希望透過引入一種新的私家醫院營運模式來服務全港市民，令更多市民受惠於私營醫療服務。她亦希望這種新的模式得到社會和醫療界別認同，推動醫療改革，拉近公私營醫院之間的鴻溝。

> **中大醫院並非以與現有私院競爭為目標，而是希望透過引入一種新的私家醫院營運模式來服務全港市民。**

李女士指出，公營醫院目前照顧全港約九成的住院病人，而隨着醫療技術發展，病人的治療得以進步，公營醫療成本同時因醫療通脹的問題，包袱日漸沉重。因此，在發展公營醫療之際，也有需要推動私家醫院的發展，提供更多選擇予希望接受可負擔的私家醫院服務的市民。長遠而言，這對各方都有所裨益。中大醫院的品牌和模式，不但能給予病人信心，亦正正回應有關需求。中大醫院開拓了私家醫院營運的新模式，如果能得到病人和社會認同，往後的私家醫院亦很可能以此馬首是瞻，造福更多病人。「我們只許成功，不許失敗！」李女士笑說。

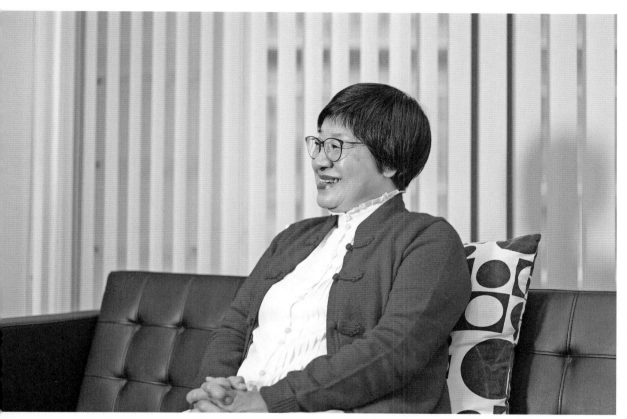

■ 「我們只許成功，不許失敗！」

緣起

從自然到建造
從昨天到以後

每位到訪香港中文大學的人，都很欣賞中大的風景，微風徐徐，綠葉婆娑，未圓湖水面倒映出樹影蒼蒼。不少人以為這陽光明媚、蒼翠碧綠的湖光山色，本來就存在於中大校園。殊不知校園內每幢別具風韻的建築，一磚一瓦的格局，都離不開中大校園發展處團隊的匠心獨運，亦盛載着中大秉承的人文精神。中大校園發展處處長馮少文先生指出，香港中文大學醫院正正是這種發展哲學的又一體現。

> 醫院可說是世界上最複雜的規劃項目，醫院內每個樓層、每間房間、每個部門都有其獨特功能，布局和設施也各有不同。

本身是建築師的馮先生在中大校園發展處服務逾十年，參與過不少校園規劃項目，見證中大這些年來的發展和變遷。他指隨着大學不斷發展，需要有新的建設，現時校內超過一百六十幢建築物，一方面要配

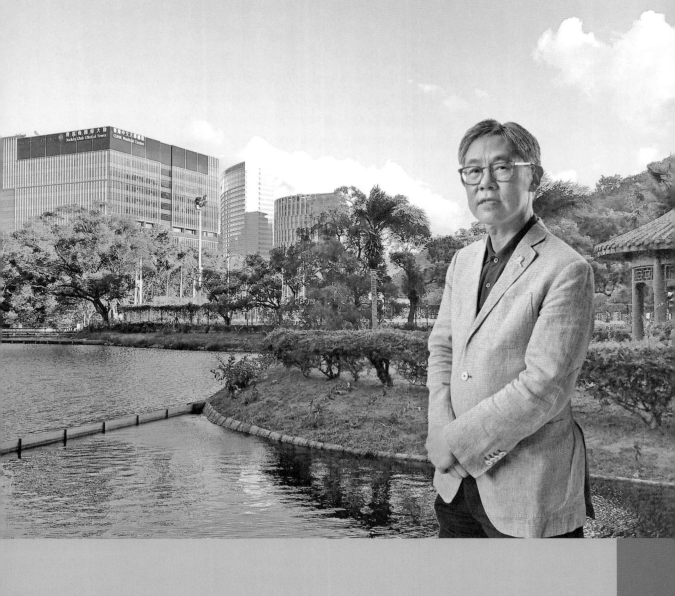

馮少文先生
香港中文大學校園發展處處長

合大學不同的功能和需要，另一方面要維持環境平衡，讓不同建築錯落有致又自然和諧地融入校園景觀。雖然中大醫院於2016年底才正式動工，但其實校園發展處早在2014年初，已聯同大學不同部門及中大醫院團隊開展醫院的前期研究和規劃。

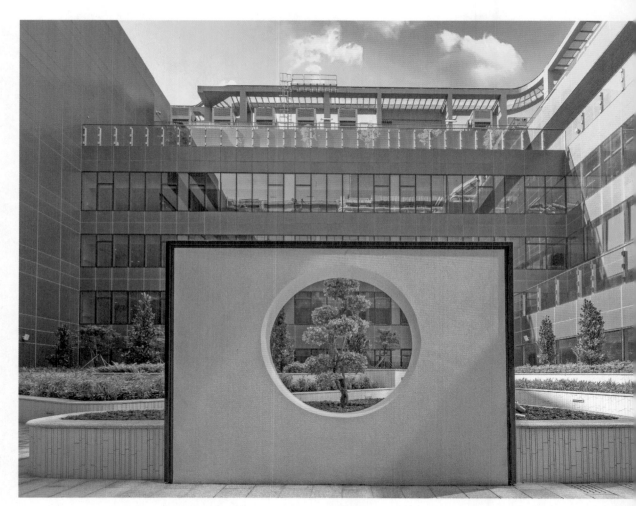

■ 馮先生指中大醫院的設計強調可持續發展，醫院內設置了以四季為題的公園，增加綠化空間，為病人提供天然的療癒環境。

中大醫院既是一所私營醫院，首先當然要滿足醫療、教學及科研的功能，「醫院可說是世界上最複雜的規劃項目，醫院內每個樓層、每間房間、每個部門都有其獨特功能，布局和設施也各有不同。校園發展處雖然對建築設計、物料選用及造價估算有一定經驗，但規劃醫院還是頭一次！」馮先生特別感謝中大醫院行政總裁馮康醫生，在前期研究階段協調眾多醫療界同儕提供寶貴意見，讓規劃團隊掌握醫院不同部門的工作流程及運作需求，甚至早在工程招標前，已對院內的空間規劃訂立較明確的方向。

另一方面，馮先生指中大醫院同時是中大校園的一部分，要配合中大的規劃發展藍本，當中特別強調可持續發展理念，「若提起中大最著名的地標，不少人可能想到新亞書院的『天人合一亭』，其實『天人合一』四個字，已概括了中大的發展理念，就是人與自然的融和、新與舊的結合、功能與設計的平衡。」因此，中大醫院的一個重要設計意念，是強調醫院與周圍環境的關係。

> 醫院採用了中庭設計以優化採光及景觀，並設置以春、夏、秋、冬四季為主題的綠化庭園，選用的植物也與四時相應，為病人帶來天然的療癒環境。

馮先生舉例，中大醫院大量採用玻璃幕牆，一方面可善用自然採光，節省照明能源，亦可透過兩至三層的智能玻璃組合，發揮保溫隔熱功效，以阻隔外界噪音，讓醫院內更寧靜舒適。玻璃幕牆亦可將自然風景引入醫院，讓醫護人員、病人及訪客遠眺一望無際的吐露港，或俯瞰中大校園的山水，既收「借景」之效，亦可增加空間感，讓病人不再感到被困於侷促的病房，擺脫醫院予人冰冷的感覺。玻璃幕牆時而映照天上雲彩，時而折射夕照晚霞，令整幢建築更具透明感，減少對整道中大校園風景線的干擾。

緣起

醫院的室內設計亦體現「以人為本」的精神，室內建材多選用貼近自然環境的仿木，用色以淡雅為基調，裝修亦多採用圓潤的曲線，令病人及訪客感覺舒適。為免建築物顯得太臃腫及擠迫，醫院採用了中庭設計以優化採光及景觀，並設置以春、夏、秋、冬四季為主題的綠化庭園，選用的植物也與四時相應，為病人帶來天然的療癒環境。此外，醫院亦引入太陽能熱水系統、雨水回收重用系統及電動車充電站等環保節能設施，在不同環節均體現出對大自然的重視。

除了着重生態平衡外，馮先生指出，中大醫院的內部空間設計亦體現「可持續」的精神。醫院內部的布局規劃得十分精確，樓層標準化的規劃單元及結構設計，給樓面在布置及使用上提供了一定的彈性。現時用作行政部門的樓層，日後亦可改裝成病房或作其他醫療用途，為醫院的未來發展預留空間。馮先生強調：「任何設計也需要待用家使用後才能充分體現其合適性。從建築物的生命周期來考慮，前期規劃及建造其實只佔其周期很小部分。以醫院為例，啟用後可使用數十年以上，不論是醫療技術和設備，醫護人員或病人的需要也會隨時間而有所變化，因此在設計時必須預留可微調及改動的空間，讓這座建築物日後可再有發展，正正與我們經常強調可持續、有機的理念不謀而合。」

說到對整個中大醫院規劃項目的最深感受，馮先生指出，整個項目由構思、前期研究、設計規劃、施工到啟用，歷時大約七年，以一個如此規模龐大的項目來說，時間可說極度緊迫，可幸不論是大學管理層或是中大醫院團隊，都給予校園發展處及項目專業團隊很大的信任，讓其發揮所長。「這個項目由一個服務社群的信念開始，大學的管理

> "
> 那些山水林木、綠葉紅花及碧湖微波沒有因一座座新建築而被奪去色彩，反而使整個校園更豐沛。
> "

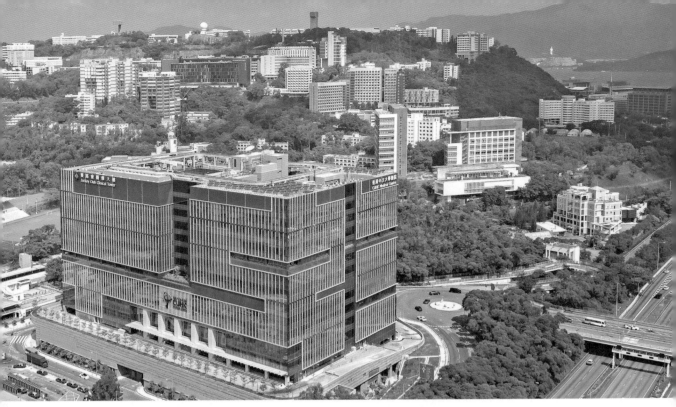

馮先生指中大醫院作為香港中文大學校園的一部分，設計需配合整體環境規劃及校園的風貌。

層、不同部門、醫生和專家，從大學發展、醫療需求、財務安排及建築設計等不同角度集思廣益，過程中大家都十分坦誠及投入。就像一場球賽，最重要的是整隊人一條心，互相配合，踢好比賽，才能共創佳績。」中大醫院更榮獲香港綠色建築議會「綠建環評」最高的暫定鉑金評級，表揚團隊在環保節能及綠色建築設計上的努力。

這些年來，中文大學的發展不斷，但校園予人的整體感覺始終如一。那些山水林木、綠葉紅花及碧湖微波沒有因一座座新建築而被奪去色彩，反而使整個校園更豐沛，迸發更強大的生命力。在中大團隊的悉心孕育下，相信中大醫院這個新生命，將開展一段非凡的精彩旅程。

緣起

1.9 建築設計精益求精
攜手合作跨越陰晴

2020年5月，春末夏至，濕潤和煦的天氣伴隨2019冠狀病毒病疫情帶來的停課及各項措施，容易予人一種錯覺，以為整座城市都已停下來。依然每日往返中大的朋友或許不難發現，有一個地盤與大學站只有一路之隔，但又有多少人會注意在這地盤裏，有一群人正堅守崗位，夜以繼日地為同一個願景而努力？「天災不能預計，而這疫情卻是百年一遇。」中大醫院醫院策劃首席經理張靜敏建築師分享說。「令我感受最深的，是在這艱難時期，整個團隊都懷着同一信念，朝着同一方向，為目標付出，正正因為大家都不只把這視為一份工作。」張女士所說「不只一份工」，就是全港首間大學全資擁有及營運的私營教學醫院，亦是第一間「智慧醫院」，同時是香港中文大學信念的一種實現。

> " 一幅幅複雜卻錯落有致的圖則，看似冷冰冰，背後卻是整個團隊滿滿的熱誠和心血，勇於挑戰非一般的難度。 "

中大醫院背後故事

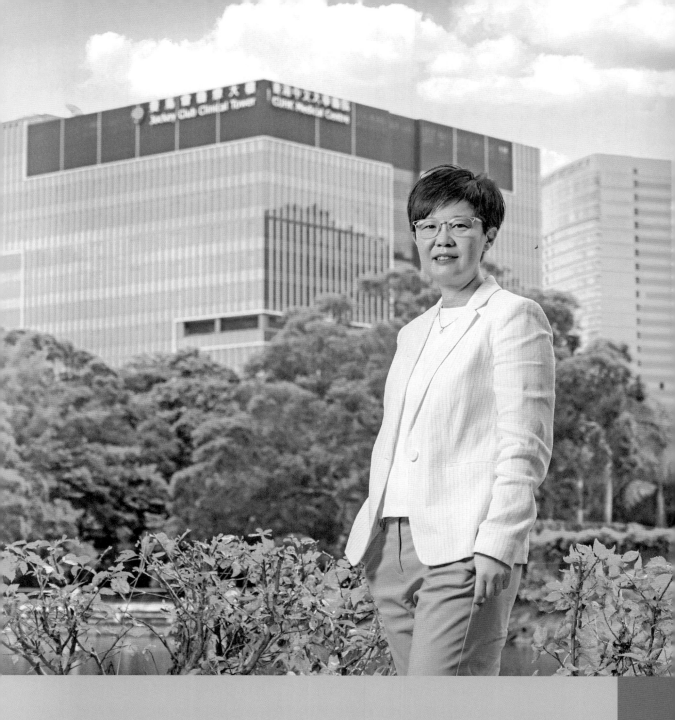

張靜敏建築師
香港中文大學醫院醫院策劃首席經理

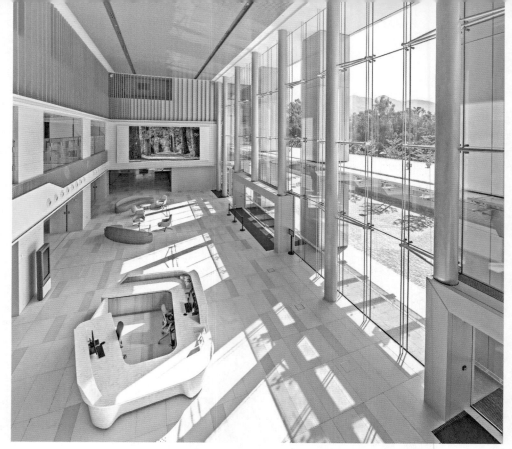

■ 張女士指，中大醫院的外牆設計採用了本地醫院較少見的玻璃幕牆，可大量引入自然光，亦可讓醫院內的病人觀賞到醫院周圍的自然風景。

張女士在 2012 年加入香港中文大學校園發展處，這位身經百戰的建築師曾負責多個建築項目，興建中大醫院是她至今最具挑戰的一項。「2014 年，中大開始籌劃興建一間由大學全資擁有的私家醫院，當時整個醫院策劃處包括行政總裁在內，就只有 7 位負責不同崗位的同事。」張女士娓娓道來，從向地政總署提交申請修改地契的土地用途，緊接而來是排山倒海的連串工作，包括聘請顧問籌組專業團隊、進行一系列技術可行性研究、按地契條款訂立並落實醫院的主要設施、功能要求及設計特點、為工程招標等等。醫院的地基工程在 2017 年初展開，

由於採用「設計及建造合約」，承建商須負責設計和建造，在進行地基工程的同時，醫院策劃處需捉緊時間，與總承建商的設計團隊敲定總體建築設計、樓層布局、機電系統、醫療設備配置，以配合上蓋工程的施工時間表。團隊用了整整一年時間，開了數百次會議，不斷修改圖則以完善設計，在建築面積及高度限制等地契條款規範下，兼顧不同持份者的需求，配合醫院未來的運作。一幅幅複雜卻錯落有致的圖則，看似冷冰冰，背後卻是整個團隊滿滿的熱誠和心血，勇於挑戰非一般的難度。

「大學站公共交通交滙處的承載量本已接近上限，所以醫院的建造必須包括改善交通的道路工程；但過程中又須考慮施工時對附近交通的影響。」張女士談及項目細節時，總帶着建築師的一絲不苟，盡量把所有問題都考慮透徹。「最後我們將大學站旁迴旋處的行車線由兩條加寬到三條，整個道路工程分九個階段完成，從而減低施工時對附近交通的影響，所有出入醫院的工程車輛都不會加重附近道路的交通負擔。」

為了省卻病人耗費不必要的等候時間及提供更舒適的環境，各樓層均設置休息室，提供一站式服務，配合氣動管及垂直輸送系統，將藥物和樣本等快速傳送到各樓層，病人由登記、等候、取藥及付款都可在休息室一併辦妥。醫院內的路線設計也花盡心思，LG層至二樓各個門診部門及專科中心，皆以扶手電梯直接貫通，省時便捷；室內設計使用暖木色為主調，各部門入口亦選用不同的點綴色，讓人更易辨認不同區域及方向。外牆設計方面，採用本地醫院較少見的玻璃幕牆，不僅使施工更流暢，更可大量引入自然光，亦令住院病人可以遠眺中大

> "
> 外牆設計方面，採用本地醫院較少見的玻璃幕牆，不僅使施工更流暢，更可大量引入自然光，亦令住院病人可以遠眺中大山水、吐露港海景或內園景致。
> "

山水、吐露港海景或內園景致。設計亦包含不少綠化元素，4個分布不同樓層、以「春夏秋冬」作主題的庭院，有觀景花園及專為長者康復用途而設計的庭院，為病人提供戶外活動空間，有助身心康復。醫院亦重視綠色建築的元素，裝上太陽能板系統和循環再用水系統，亦採用不少環保物料，並於2019年獲「綠建環評」評為新建建築暫定鉑金級別。

面對人口老化，醫院建築設計除滿足法例要求的無障礙設施外，亦加入了不少長者友善方案，包括適當照明和選用避免反光物料，以免產生眩光；運用對比色令長者能夠更清晰地辨認空間和指示牌；使用防滑地台物料；更設有專屬長者使用的康復設施，帶來更便利、安全和優質的長者友善無障礙環境。醫院複雜的機電、輸送系統及醫療設備，再加上「智慧醫院」所需的各類物聯網管道和設置，令建築設計倍添難度，但團隊為精益求精，早於設計階段已採用建築信息模擬技術 (Building Information Modeling, BIM) 以提升工程的質量，後期更在工廈設置模擬實景單位，為院內布局、裝置、流程進行實測。

龐大複雜的工程固然耗費心力，但更大的挑戰來自外在環境。正當工程接近尾聲，卻遇上社會事件及疫情，張女士坦言是建築生涯中的最大挑戰。2019年11月，大學站及中大醫院一帶的道路因社會事件完全堵塞，建築工人無法上班，人手由每日約1,800人急跌至400人。

> 醫院複雜的機電、輸送系統及醫療設備，再加上「智慧醫院」所需的各類物聯網管道和設置，令建築設計倍添難度。

張女士指幸好承建商竭盡所能，用船在附近碼頭接送工人，亦有工人自發踩單車上班，又協助清理附近道路的雜物及加強保安，約一星期後人手已回復九成。全賴整個團隊盡全力追回進度，最終讓醫院如期完成消防驗測。到2020年初，又遇上突如其來的疫情，大批內地和海外生產的物料無法如期付運，加上不少工人本身居於深圳，疫情令他們無法跨境來港工作，

而各項政府審批程序亦要押後。令張女士難忘的，是整個團隊，包括醫院策劃處同事、顧問團隊、承建商及每一位工友的專業、拼搏精神。「整項工程的施工時間十分緊迫，流程細節又繁瑣，還遇上那麼多意料之外的狀況，但整個團隊不斷發揮遇難愈強的精神，大家不計付出，只為順利完成工程，令我非常感動，亦很慶幸工程最終如期竣工，且並沒超支。」

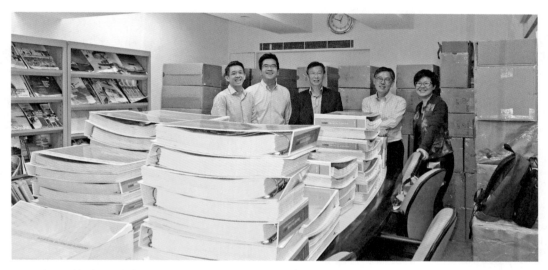

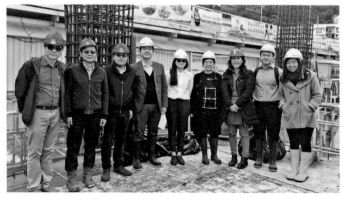

▲ 中大醫院工程採用設計及建造合約方式招標，由於建造醫院的工程比較複雜，涉及的技術計劃書亦陣容龐大。

▼ 於整個工程期間，醫院策劃處、項目管理顧問以及總承建商團隊緊密合作。

緣起

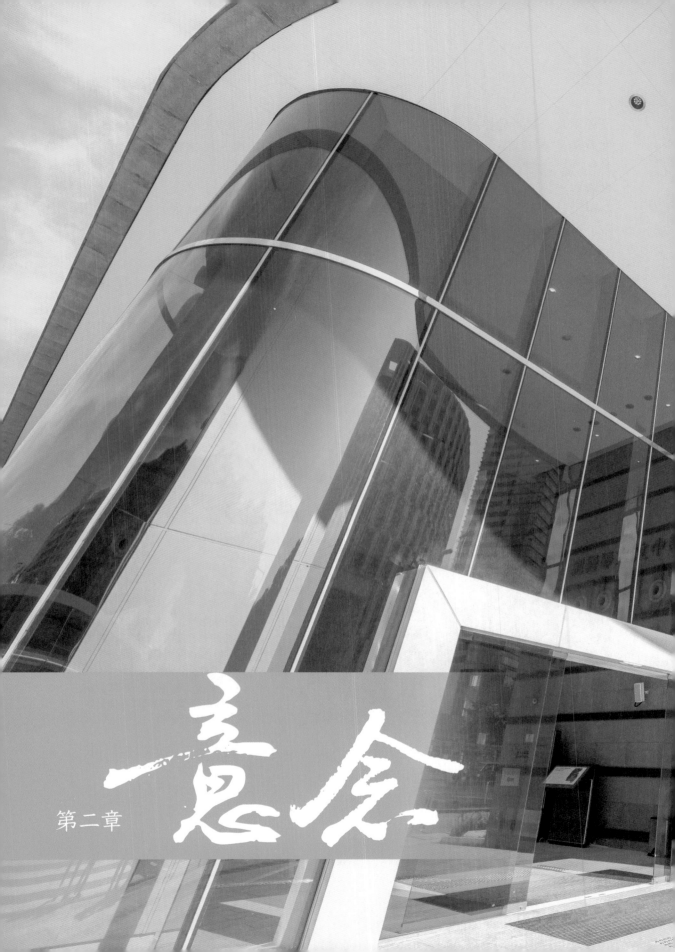

第二章　意念

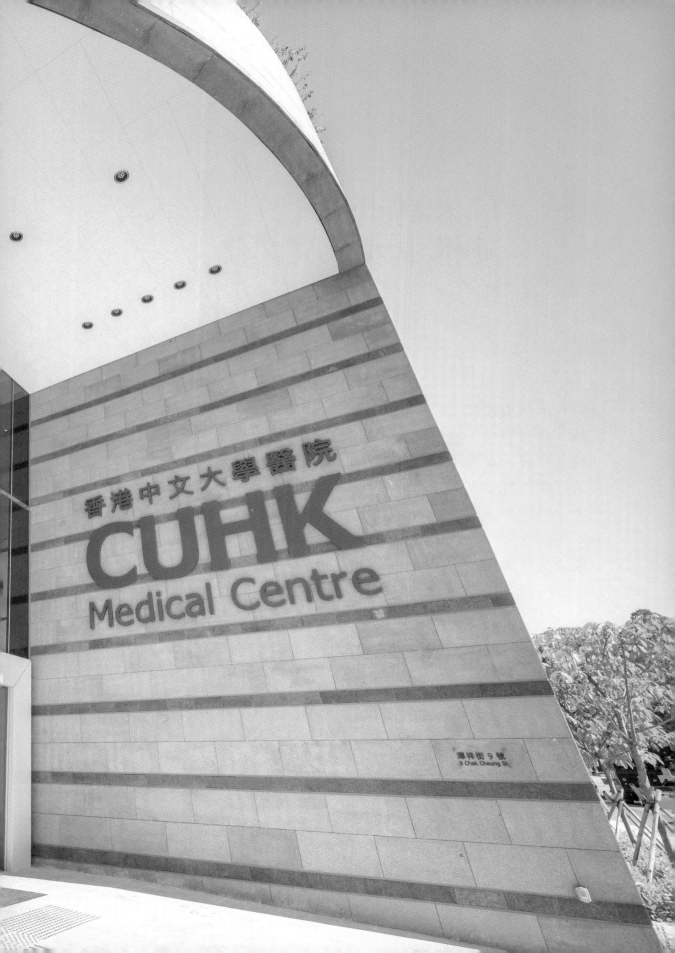

以人爲本
建構中大醫院文化

"

院方十分重視員工迎新活動，亦會舉辦不同形式的員工聚會，安排不同部門的同事作分享，希望藉此加深員工對彼此的認識和了解，亦可建立員工的歸屬感及凝聚力。

"

從醫院的落地玻璃窗眺望，陽光照在海面上，波光粼粼，吐露港的寧靜景色像是被收藏在畫框內。建構這個「畫面」的原意是希望讓入住的病人被自然美景包圍，洗滌心靈，忘卻一切煩囂，反映中大醫院以人爲本的匠心。

中大醫院不只是一所私家醫院，還是中文大學的教學醫院，意味中大醫院會一直推動科研教育，與時並進，更重要的是帶來創新的醫護模式，致力爲病人提供專業及貼心的服務。因此，建構企業文化及爲員工提供合適的培訓，更爲關鍵。

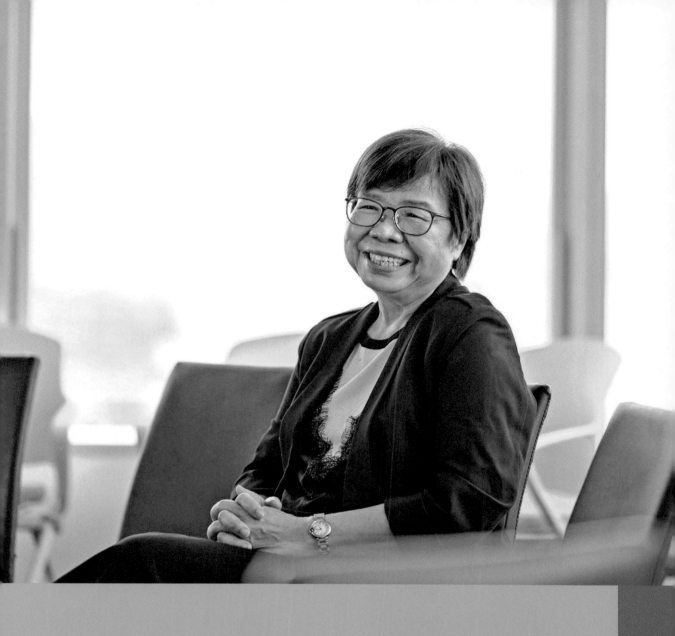

黎雪芬女士
香港中文大學醫院護理總監

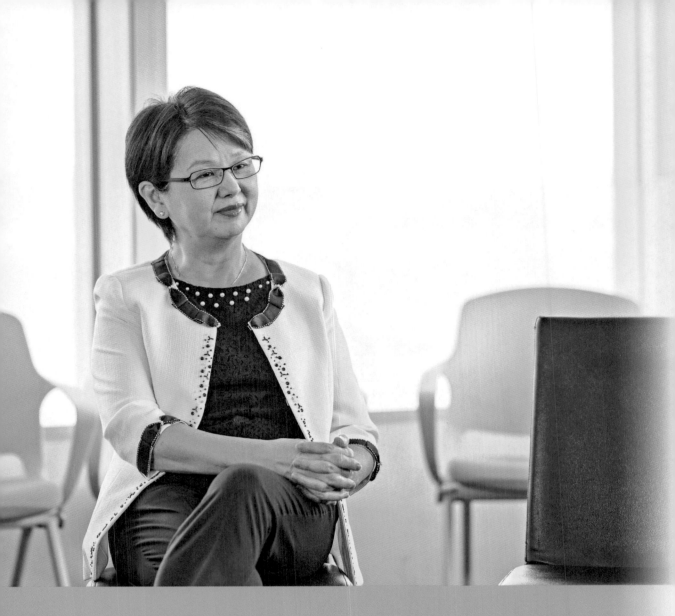

廖慧嫻女士

香港中文大學醫院人力資源總監

黎雪芬女士和廖慧嫻女士分別是中大醫院的護理總監及人力資源總監，兩位都是曾在公立醫院服務多年的資深護士，不論對醫院行政、護理服務、醫院文化、人員培訓或病人體驗都有豐富的經驗和深刻的體會。廖女士娓娓道來中大醫院的願景、核心價值和使命：「作為一所非牟利的私營教學醫院，中大醫院秉持兩個社會使命。第一，填補公營及私營醫院的縫隙；第二，提供專業、透明、可負擔的醫療服務。」抱持崇高的理念，亦要有落實執行的詳細計劃。中大醫院為了實踐其理念，參考了世界各地不同醫院的營運模式，務求從細節中取得突破，例如制定員工契約，不論是前線工作或後勤服務，讓不同崗位的員工，都能理解及貫徹中大醫院的文化，透過培養員工的行為規範，體現中大醫院的願景、價值觀和使命。

文化是由人去建構，因此在員工培訓方面，醫院也下了不少功夫，院方十分重視員工迎新活動，亦會舉辦不同形式的員工聚會，安排不同部門的同事作分享，希望藉此加深員工對彼此的認識和了解，亦可建立員工的歸屬感及凝聚力，逐漸形成一種中大醫院的文化和價值，攜手組織中大醫院的大家庭。黎女士說，她每次都會向新加入的護理同事提出一個問題：「是什麼讓你有美好的一天？」這個問題是想了解新同事是否能夠從日常工作中獲取滿足感。有人說希望病人康復出院時會記得自己，有人則說希望和同事合作愉快，令醫院運作暢順，這正是建立中大醫院文化的契機。

> " 護理最高境界是不需要病人按病床的召喚鐘，因為護士早在病人「撳鐘」前，已能充分掌握及了解到病人的需要。 "

黎女士說：「醫院的同事來自五湖四海，各自有不同的工作經歷，接受過不同模式的訓練，在選擇加入中大醫院時亦抱着不同的憧憬。例如有護士同事分享，他從公立醫院轉到中大醫院，是希望能有更多時間

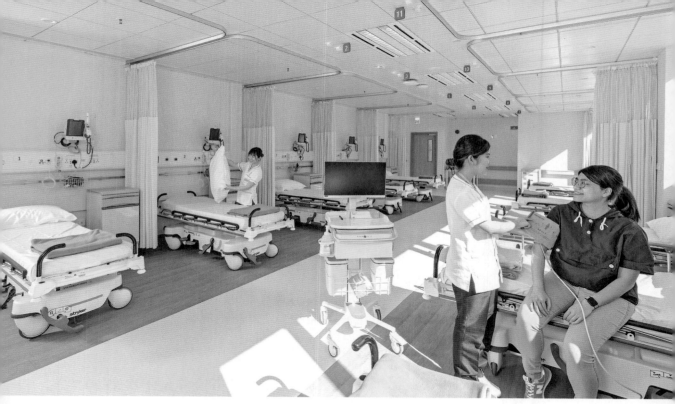

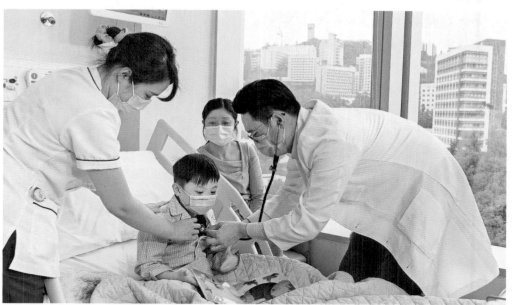

▲ 廖女士指中大醫院希望做到以人為本，讓每位病人均獲得適切的照顧，同時亦能感受到關懷和尊重。

▼ 中大醫院配備不少先進科技，惟黎女士強調任何科技都只是為了輔助醫護人員，無法取代人與人之間的接觸，亦無法取代醫護的專業。

好好照顧每一位病人的需要。」廖女士對此亦感同身受:「公立醫院需要照顧大量病人,在資源短缺下,員工往往只能『趕頭趕命』,未必有時間充分理解和照顧每位病人的感受。而在中大醫院,我們希望做到以人為本,讓每位病人都獲得適切的照顧,同時亦能感受到關懷和尊重。」她們笑言,護理最高境界是不需要病人按病床的召喚鐘,因為護士早在病人「撳鐘」前,已能充分掌握及了解到病人的需要。

她們指病人在中大醫院內會接觸到很多不同崗位的員工,每次接觸都是組成病人體驗的重要部分,因此每位同事所扮演的角色無比重要。作為護理總監,黎女士對於護士儀容及態度都有嚴謹的要求,頭髮需梳成髮髻,以精神、整齊及專業的形象示人;亦要時刻保持禮貌,多對病人展露親切微笑;亦要時刻需要保持耐心,願意為病人多走一步。黎女士及廖女士都強調病人入院不只是治病,同事不能只認識如何處理傷口,而是要令病人的身心都得到治癒。

中大醫院的硬件設備、內部設計以至科技運用,每個細節都考慮到病人的需要,體現以病人為中心的理念。醫院內部以不同顏色劃分不同區域,方便病人辨別方向。醫院所有房間都採用落地大玻璃設計,讓更多陽光透入病房,營造更舒適的治癒空間。醫院內的照明亦花了心思,院內的燈光設在天花板靠近牆壁的兩側,而非置於天花板中央,這是為了讓醫護人員運送臥床病人時,病人不會被燈光直照雙眼。住院病房的另一個特色,是每張病床均設有資訊娛樂屏幕,除了可讓病人看電視、上網和點餐之外,亦可與家人以至醫生進行視像通話,黎女士說:「我們更打算讓病人可自行選擇屏幕保護畫面,例如是寵物照、全家幅、兒孫的照片,讓他們有家的感覺。」

廖女士亦表示,作為一所「智慧醫院」,中大醫院將善用各種科技以協助日常運作以及為病人提供更多方便。醫院推出病人專用的流動應用

程式，可協助他們進行預約和登記，以至支援整個「就醫旅程」，當病人到達醫院後，可利用醫院內的自助電子服務站進行登記及報到，流動程式更會提示病人當日行程，需要前往什麼部門、如何前往，以及輪候時間等等，因程式具備院內導航功能，讓病人更易找到所需服務。「當然，不是所有病人也懂得使用這些電子設備，因此我們亦會安排一些同事擔任服務大使，於醫院內主動解答病人的疑問及提供協助。」

此外，中大醫院亦會運用物聯網等科技，減少人為失誤及加強病人安全。例如將各種儀器的數據和各項醫療程序都連接到醫院資訊系統，例如配藥、輸血等存在風險的流程，醫院資訊系統都可實時監察每一個步驟，確保準確無誤，做到「閉環管理」，亦可提升醫院的效率。不過，黎女士及廖女士均強調，任何先進的科技都只是一種輔助，是用作協助醫護人員為病人提供更優質的護理服務，科技絕不能取代人與人的接觸，更無法取代醫護的專業。黎女士說：「我們強調任何科技的應用，都是以人為中心。科技可為醫護人員帶來方便，減省繁複的行政工序或文書工作，讓醫護人員可以有更多時間用於關懷及照顧病人，聆聽每位病人的心聲，提供更貼心的服務。」

> "
> 科技可為醫護人員帶來方便，減省繁複的行政工序或文書工作，讓醫護人員可以有更多時間用於關懷及照顧病人，聆聽每位病人的心聲，提供更貼心的服務。
> "

隨着中大醫院正式投入服務，廖女士及黎女士都期待每位到訪中大醫院的市民，除了記得醫院內舒適的環境和先進的科技，更會記得到醫院內每位員工親切的臉容、友善的態度、專業的精神以及真誠的服務。

中大醫院背後故事

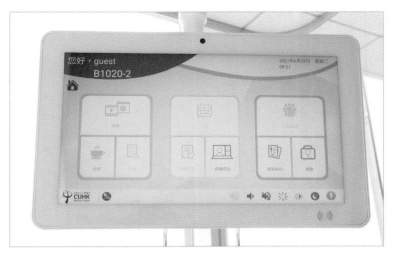

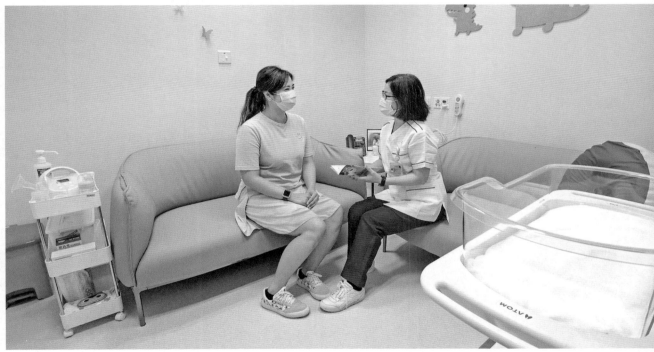

▲ 中大醫院的病房均設有資訊娛樂屏幕,可支援遠程診症和遙距探訪等功能。

▼ 廖女士及黎女士均強調,病人入院不只是為了治療疾病,她們期望中大醫院的同事都願意為病人多走一步,讓病人的身心都得到治療。

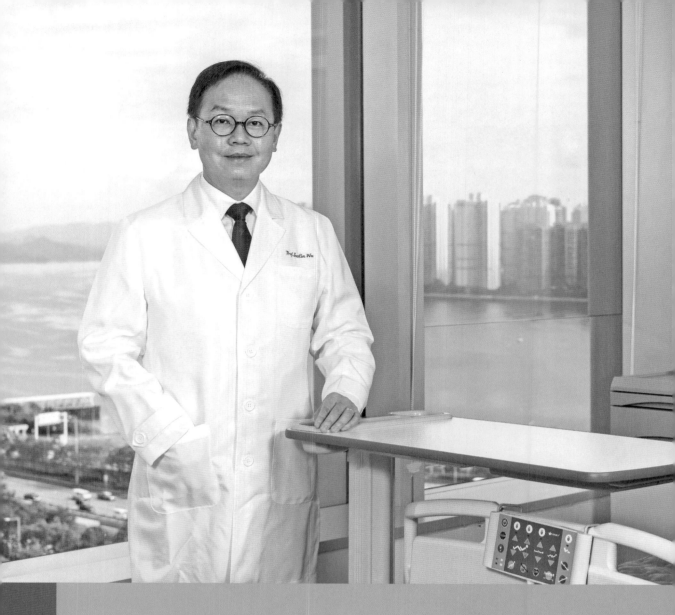

胡志遠教授
香港中文大學醫院營運總監

創新護理模式

醫療科技日新月異，醫院必須與時並進，建立嶄新醫護模式，以提升效率和病人體驗。於2021年開始投入服務的香港中文大學醫院為醫療系統帶來創新，透過跨專業合作，拓展醫院在科技方面的發展，而胡志遠教授希望可以將資訊科技融入醫療當中，加快醫療程序，進一步改善準確度和病人體驗。

> " 醫療通脹往往較市場通脹強勁，主要原因是醫療科技、藥物及儀器不斷革新，牽涉的不只專利費用，加上供不應求，令價格上升。 "

就着新醫療模式背後的宗旨，胡教授認為，私營醫療服務昂貴，而醫療通脹往往較市場通脹強勁，主要原因是醫療科技、藥物及儀器不斷革新，牽涉的不只專利費用，加上供不應求，令價格上升。長遠來說，當社會上的慢性病患者愈來愈多，醫療程序愈來愈複雜，而醫療通脹又持續飆升，終有

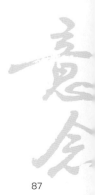

87

一天社會將無法負擔，醫療系統亦會崩潰。有鑑於此，胡教授指出我們應該善用科技去應對這個難題，如將部分程序自動化，提升效率同時降低成本，再加上醫療科技的進步，令病人的復原時間更快，縮短留院時間，亦可減低醫院成本和病人的負擔，整體有助控制醫療成本上漲。

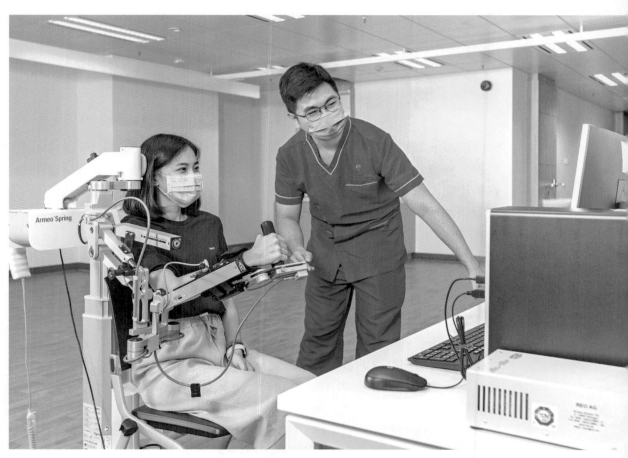

■　善用科技和新的醫療技術，令病人的復原時間更快，可減低醫院成本和病人的負擔，長遠有助控制醫療成本上漲。

中大醫院旨在成為「智慧醫院」，在構思和設計時已細心考量資訊科技系統的需要，所以建築上亦有所配合，胡教授笑言在建構的過程中仍遇上不少挑戰。醫療器材及儀器等各有不同的系統，為確保它們與醫院的資訊系統能互動且資訊能順利流通，並且有高度的穩定性和安全保障，院方與供應商不斷進行反覆的討論、研究和測試，當中曾出現不同層面的問題，可幸各方都樂於溝通及合作，終於經多番努力，建立了一個可相融的龐大軟件網絡，讓資訊傳遞快捷可靠，提升服務體驗。

胡教授認為，香港醫療服務的水平十分高，與不同營運商合作是一個寶貴的學習機會，並且可以為病人提供最好的服務。他覺得中大醫院固然有自己的服務特色，但無法獨自處理所有醫療程序，只有透過協作，才能讓整個醫療過程暢順運作。中大醫院新醫療模式的其中一項，是希望將優質的療程伸延至病人家中，達致全面服務。所以中大醫院不只為患者提供治療，更扮演一個平台，連繫不同的醫療服務提供者，例如上門護理或家具改裝等，令有需要的病人，在離院後仍得到適當照顧。

> "
> 這個醫療管家的模式，有助及早發現和治療健康問題，大大減低病人、醫院以至社會的醫療負擔。
> "

為達到全方位的病人照顧，中大醫院會利用應用程式平台，管理病人的訊息、藥物敏感記錄和檢驗報告等。胡教授希望應用程式也能主動推廣個性化的醫療訊息，例如程式會為過重的病人建議健康餐單，或連接到一些健康計劃，鼓勵病人多做運動。物聯網亦是中大醫院的一個重點項目，藥物管理及病人行蹤等資訊都會連接到醫院的監測系統中，讓醫生和病人親屬第一時間了解情況。另外，隨着新冠病毒肆虐，遠程醫療迅速發展，對於一些獨居者，有關的醫療系統更加重要。中大醫院可透過安裝在

病人家中的感應系統，可遙距偵測病人的醫療狀況。綜合以上各個系統，相互連接，就能為病人提供更優質和更完善的服務體驗。建設龐大的硬件和軟件系統的最終目的，就是希望病人能有一個更好的康復過程。

社會一直誤以為西醫分科嚴謹，所以病人通常不會問專科醫生關於其科範外的問題。中大醫院為了讓病人體驗到全人照護，會致力以團隊形式提供全面的服務。另外，從社會角度出發，若病人在情況嚴重時才到中大醫院求診，其實時間或許已經太遲。作為大學私營教學醫院，中大醫院有責任協助市民管理日常生活，維護公眾健康。中大醫院將提供不同的計劃，向市民推廣健康生活，例如運動健康計劃及全康計劃等，及為病人提供體檢，希望當檢測到出現亞健康時，如過重、血壓高和血脂高等，可以及早處理，避免或減慢健康惡化的情況。因此，中大醫院這個醫療管家的模式，有助及早發現和治療健康問題，大大減低病人、醫院以至社會的醫療負擔。

優質的醫療服務是多方合作的成果。醫療服務的三角關係中包括醫院、醫生和病人，所以過去數年，胡教授重點聯繫廣大的醫生，由醫療組織以至大型醫療集團，務求得到他們的支持和建立良好的合作關係。病人是另一個重要的持份者，所以醫院會加強溝通，計劃於新界東社區推廣中大醫院的理念。除此之外，保險公司、公司僱主及銀行亦會是中大醫院比較常接觸的團體，他們主要負責病人的醫療開支。位於馬料水的科學園和其他醫療創科公司亦都是中大醫院的合作夥伴，院方會面對的臨床需求，會是他們未來的科研方向，而醫療創科公司亦可以藉着中大醫院這個平台發展自己的產品，相輔相成。

每位醫護人員都有個夢想，胡教授就是希望為香港未來的醫療系統尋找新路向，活化醫療，透過各方協作，令醫療成本得以控制。對醫生

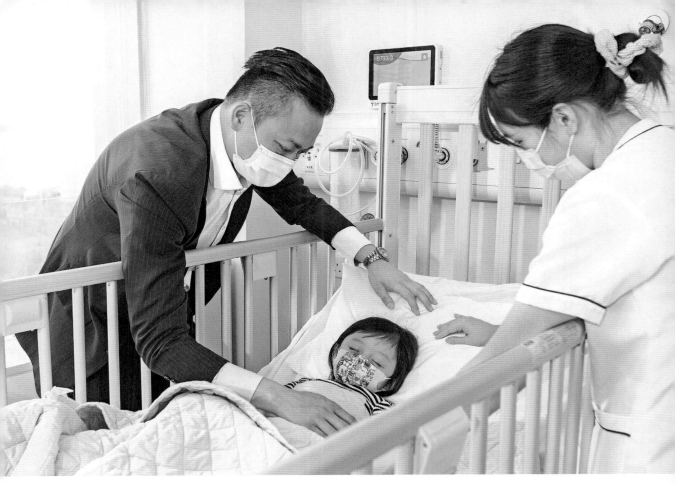

■　中大醫院旨在讓病人體驗到全人照顧。

來説，最期望是有一個健康的環境發展專業，維護香港優質醫療的品牌。對胡教授而言，能認識不同醫護界的人士是他這兩年來一個很深的體會。而中大醫院作為一個創新機構，有責任開拓新的醫療領域，將這種新醫療模式在香港各醫院普及化，而這些理念已經是超越普通的醫院運作管理。要改變整個醫療風氣，胡教授非常希望得到各方面的支持，最終保障社會以及平衡各界人士的利益。

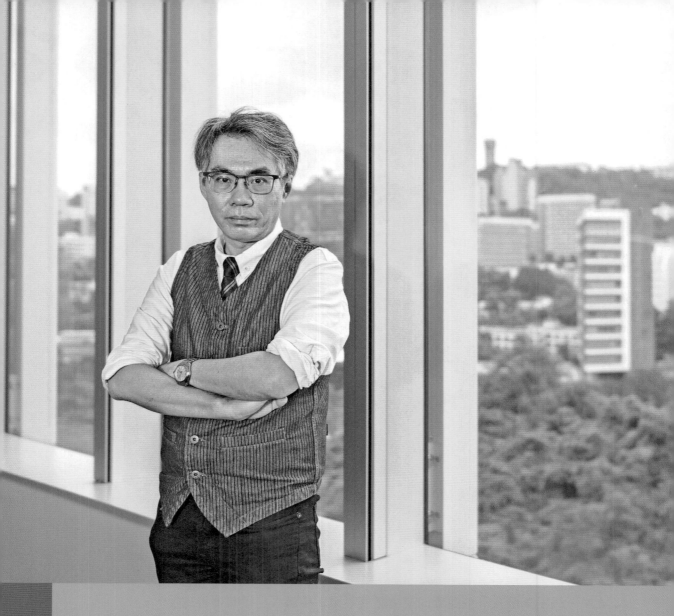

羅尚尉醫生

香港中文大學矯形外科及創傷學系(骨科)
臨床專業顧問

以病人需要為出發點
成為醫療創新先行者

置身於剛落成不久的香港中文大學醫院，從院內透過偌大的落地玻璃窗向外眺望，明媚的陽光照在平靜無波的水面，映出粼粼光斑。茂密的綠樹直立岸邊，暖烘烘的陽光彷彿在交錯的枝椏間輕輕搖曳，一切看起來清幽淡遠。這座由中文大學全資擁有的全新私營教學醫院，是集合無數人心血結晶的成果，當中包括香港中文大學矯形外科及創傷學系(骨科)臨床專業顧問羅尚尉醫生。羅醫生每當談起對中大醫院的期望和憧憬，炯炯有神的雙眼總是流露出對推動醫療創新的熱情。

> "
> 香港的醫院一直不是以病人為中心去設計，而是以不同專科為中心。例如一名骨折病人，求診過程要來回多個不同部門，例如骨科門診、X光部、物理治療部和職業治療部，全部分散在醫院不同角落，處處都要排隊和登記，令病人疲於奔命。
> "

93

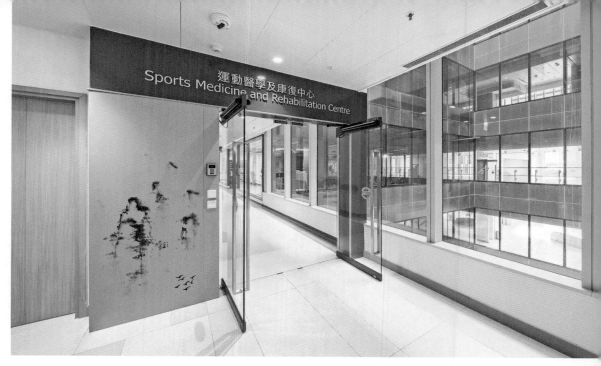

■　中大醫院的運動醫學及康復中心。

作為一位骨科專科醫生，羅醫生接觸過無數受到不同創傷困擾的病人，多年來亦為了支援汶川大地震的截肢傷患而四處奔走，除了讓他獲香港紅十字會頒授「2017年香港人道年獎」，亦讓羅醫生深切體會到只有親身接觸病患者，嘗試代入病人的角度，理解傷患對他們的生活構成什麼影響，才能提供到真正切合病人需要的醫療服務。而作為中大醫學院校友，羅醫生更希望可以將這份「以病人為中心」的理念，落實到中大醫院，因此在醫院籌劃階段，已向院方提供了不少有建設性的意見。

眾所周知，香港公立醫院獲公帑資助，質素有一定保證，收費亦低廉，但輪候時間長。羅醫生以骨科專科門診為例，穩定新症需要輪候約一百二十星期才能見醫生，即要等超過兩年。所謂「病來如山倒，病去如抽絲」，骨科傷患因公立醫院輪候過長未能及時獲得適切治

療，對身心都構成困擾。另一方面，私營醫院收費普遍較為昂貴，且透明度較低，病人即使有買保險，仍可能要支付不少「墊底費」，基層甚至中產市民都難以負擔。

羅醫生期望中大醫院透過高透明度的收費及優質的服務，可填補公私營醫療系統之間的空隙，更重要是為病人提供真正一站式醫療服務，從病人角度設計服務流程。「香港的醫院一直不是以病人為中心去設計，而是以不同專科為中心。例如一名骨折病人，求診過程要來回多個不同部門，例如骨科門診、X光部、物理治療部和職業治療部，全部分散在醫院不同角落，處處都要排隊和登記，令病人疲於奔命。現有醫院已很難在設計上作改動，中大醫院作為全新醫院，則可引入較多一站式元素。例如醫院內設長者治療中心，整合不同專科和專業資源去照顧年長病患，也回應人口老化帶來的醫療需求。」

> 我們見過一個膝蓋下截肢的女孩，她安裝義肢後可回校上學，但卻無法上樓梯。這些細節你必須親自去了解，才知道應選擇哪種義肢。

除了硬件設計，羅醫生亦期望中大醫院可探索更多創新護理模式。他以長者常見的骨質疏鬆問題為例，大部分長者都沒有明顯病徵，直至跌倒骨折入院才發現問題，「在長者跌斷骨入院之前，是否可以有其他介入點，幫助醫護人員及早發現長者的骨質疏鬆問題？能否在長者跌倒前已採取介入措施？其實部分公立醫院也有推行骨質疏鬆篩查，但始終要統籌多個不同部門，難免有服務碎片化問題。我相信中大醫院可以擔當先導者角色，在設計及整合不同服務時，有條件做得更好。」

羅醫生亦一直關注本港對工傷患者的支援不足，他過往亦曾在大學醫學院推展工傷康復的計劃，他認為中大醫院未來亦可探索推動相關服

務發展。「不少地盤工友是家庭支柱，一旦因工受傷，俗語說就是『手停口停』。公立醫院輪候時間長，傷患拖得愈久，治療效果愈差。工友不單要承受傷患痛楚，僱主及同事亦可能會誤會他是裝病偷懶，同時家庭經濟壓力也可能影響家人關係，這些都為工友帶來巨大心理壓力。若能及早為工傷人士提供適切支援，不只是治療他們身體上的傷患，更是協助他們面對心理上及生活上的其他問題。現時本港醫科教育亦沒有傳授工傷康復的知識，但在外國這已是一個亞專科。中大醫院未來可嘗試探索這一方向，而大學的背景亦可讓工友較有信心。」

中大醫院作為「智慧醫院」，引入了多種先進的科技，包括採用全面無紙化電子病歷記錄，亦會利用流動科技支援預約及繳費等，讓病人的求診過程更便利，同時亦提升醫院運作效率。羅醫生強調，所有科技的創新，都是要回應「人」的需要。他以自己到內地支援地震截肢傷者的經驗為例，醫生必須親身了解病人的生活面對什麼困難，才可應用合適科技。「我們見過一個膝蓋下截肢的女孩，她安裝義肢後可回校上學，但卻無法上樓梯。這些細節你必須親自去了解，才知道應選擇哪種義肢，而不是一味最先進、最昂貴的便是最好。」他認為中大醫院也貫徹到這種理念，都是以病人的需要作為立足點，先考慮如何為病人解決問題，再採用合適的科技。

羅醫生又相信，中大醫院作為私營教學醫院，在引入嶄新醫療儀器和設備方面，亦會比公立醫院更有彈性，例如醫院的運動醫學及康復中心，便配備「機械外骨骼」（Exoskeleton）等先進復康設備。加上中大醫院接近科學園的「地利」，可促進與大學及初創企業的三方合作，例如利用 3D 打印為骨科病人製作義肢等，都是可發展的方向。「我相信不論在科技應用、護理模式或商業營運等各方面，中大醫院都可提供一個全新平台，鼓勵各種創新意念，並擔當先行者的角色，可為其他醫療同業提供實踐經驗，共同推動本港醫療發展。」

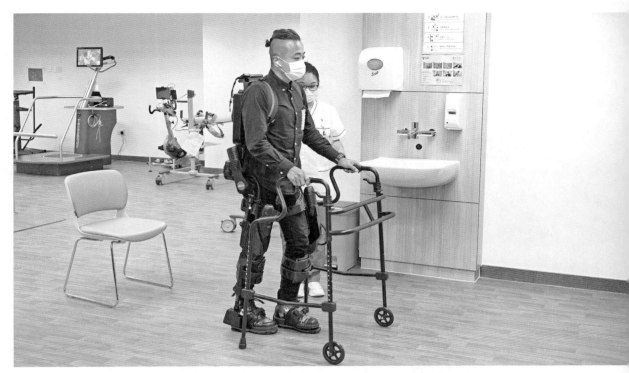

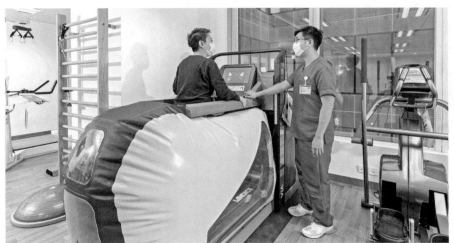

▲ 羅醫生指中大醫院在引入嶄新醫療儀器及設備方面，比公立醫院有更大彈性，例如「機械外骨骼」(Exoskeleton) 等先進設備，可為病人提供更優質的復康治療。

▼ 反重力跑步機透過氣壓技術，讓下肢創傷的病人可恢復步行等訓練。

意念

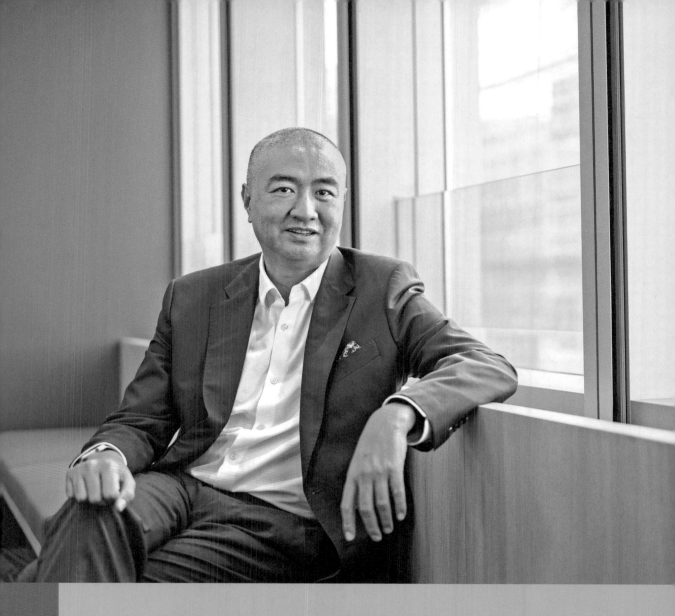

歐陽伯康先生

香港中文大學醫院董事局成員

讓科技為「人」所用
以摯誠守護民康

中大醫院要做到收支平衡，成為一間不賺錢也不蝕錢的私營教學醫院，需要非常審慎的經營策略。中大醫院董事局主席利乾博士正是看中歐陽伯康先生在科技和商務拓展方面的經驗，因而邀請他出任中大醫院業務發展委員會和資訊科技委員會的主席。

> " 「智慧醫院」是個嶄新概念，加入了科技元素，用以提升醫療成效及改善病人體驗。簡單來說，可分為三方面：無紙化、物聯網及大數據。 "

歐陽伯康先生是一位非常出色的商業人才。早於 1999 年，他已榮獲香港青年工業家獎，並於 2002 年成為香港青年工業大使。歐陽先生身兼數家公司的主席、董事及行政總裁等要職，公司業務涵蓋科技、通訊及投資，並活躍於教育界，在聖保羅男女中學、香港中文大學以及香港科技大學皆有職銜，可說公務、私務兩繁忙。

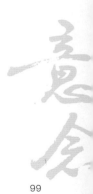

99

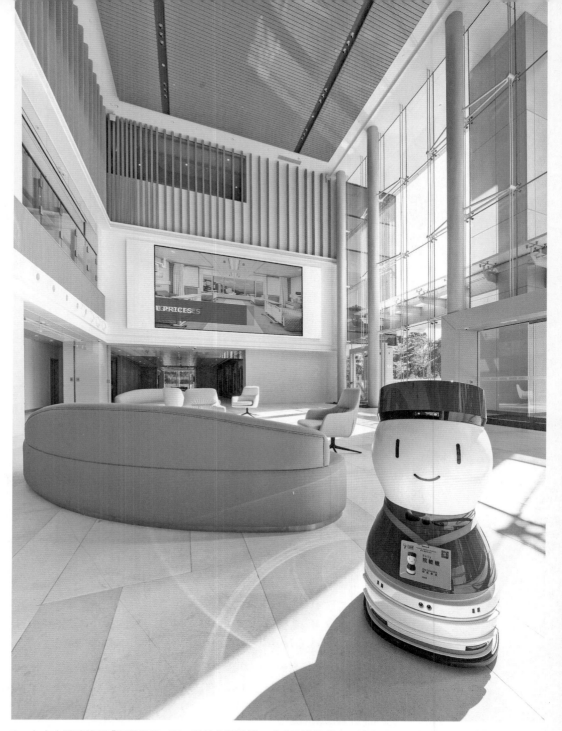

■ 在中大醫院這所「智慧醫院」裏，科技會把醫護、病人及醫院管理層連在一起。中大醫院亦可發揮
領頭作用，將更宏觀的「智慧城市」概念帶進香港社會。圖為醫院內的帶路機械人「院轆轆 Rolly」。

到底是什麼因素吸引他參與中大醫院這個項目呢？歐陽先生憶述：「老實說，初期加入董事局的時候，對醫院運作一點也不了解。雖然我是個經驗豐富的企業家，但營運醫院和工廠實在有很大分別，因為醫療系統本身就相當複雜。」

作為董事局成員，歐陽先生要綜觀全局，在任何決策上均需仔細縝密，因此對醫院營運各項事宜都必須有一定程度的了解，故此他非常用心去了解醫院的運作。歐陽先生謙虛地說，「我在這個項目裏獲益良多，收穫的甚至比付出的還要多。」

在業務發展委員會，歐陽先生要計劃商務拓展方向及收費定價，務求令中大醫院達致收支平衡；在資訊科技委員會，歐陽先生要策劃「智慧醫院」的發展，包括物色供應商。說起「智慧醫院」，中大醫院可說是全港第一間。歐陽先生笑笑說：「『智慧醫院』是個嶄新概念，加入了科技元素，用以提升醫療成效及改善病人體驗。簡單來說，可分為三方面：無紙化、物聯網及大數據。」

儘管在香港的公營醫療系統裏，病人資料大多都有電腦存檔，但是一切交予病人的資訊和表格全都是紙張。到醫院求診，由接待處到應診室，中間動輒5至10個程序，用紙張作為媒介不但有機會遺失，而且效率異常地低。一旦資料有什麼缺失，又得重新在電腦上尋找和列印，病人拿着覆診紙或藥單等文件東奔西走也是折騰。歐陽先生解釋：「透過全面無紙化，整個運作程序及部門間的資料傳送效率得以提升，醫護團隊亦能為病人提供無縫服務，從而達致優質的病人體驗。當然在設計系統時，我們也花了很多功夫保護病人資料，務求病人私隱受到保障。我們絕不容許病人的資料外洩。」

中大醫院亦廣泛應用物聯網技術。在醫院裏一切數據都能透過感應裝置，配合Wi-Fi、射頻辨識、藍牙及5G等技術，輕鬆連接到電腦系統。實時監測方面，通過病人手環，便能追蹤位置，不需人手測量，儀器的位置亦然；藥物管理方面，利用應用程式可減少錯誤；物資供應方面，機械人能擔當派送的工作。這樣，醫院各部門的情況能實時上載至電腦系統以供醫護團隊參考，簡化及自動化整個診治流程，既提升醫院運作及服務效率，亦使診症流程更暢順。中大醫院未來更會利用手機應用程式，連接醫生、護士及病人，讓病人與醫護人員的交流更密切。其內置的手機版藍牙地圖更能帶領病人家屬到達病人所屬病房，方便探訪。

「數據不會騙人。在不久將來，大數據的應用將大大提升人類的生活質素。」歐陽先生堅定地指出：「數據反映真實情況。在一間負責任的醫院裏，所有決策都必須要有依據，不是管理層說了算。比方說，升降機的使用數據會告訴我們如何能最有效率地調配升降機，以減少醫護人員和病人的等候時間。」雖然等候升降機好像只是雞毛蒜皮的小事，可是在一個決定生死的地方，爭分奪秒的確異常重要。

「總括而言，我們希望將中大醫院建造成一間『智慧醫院』。在這所『智慧醫院』裏，科技會把醫護、病人以及醫院管理層連在一起。我們更希望中大醫院能起領頭作用，將更宏觀的『智慧城市』概念帶進香港社會。」歐陽先生自信地道來。

> "
> 等候升降機好像只是雞毛蒜皮的小事，可是在一個決定生死的地方，爭分奪秒的確異常重要。
> "

儘管建築及科技好像是中大醫院的核心，但歐陽先生認為最重要的還是「人」。他憶起曾經在醫院見過幾名年輕學護，雖然年紀輕輕，但待人接物的專業態度卻令他印象深刻。歐陽先生說：「人工智能多厲害，還是由人創造。智慧

城市多便利，也是由人建立。更重要的是，這些科技都需要健康的人創立。病人的健康正正是中大醫院想守護的，『以人為本』才是中大醫院最核心的價值。」

中大醫院在籌建的過程中遇到不少困難，例如經歷火災及面對人力資源競爭等，但最終能排除萬難，正式開業，歐陽先生認為除了有賴政府、善長仁翁及馬會的資助外，當中管理層亦功不可沒。「清晰的方向讓團隊能朝着同一目標邁進，我亦慶幸中大醫院現時擁有一支非常優秀的團隊，大家擁有共同的理念，實在難能可貴。」歐陽先生重申，在中大醫院擔當的工作非常有意義，讓他得着甚多，遠超他所付出的。他將不斷學習，貢獻所長，為中大醫院的未來盡一分力。

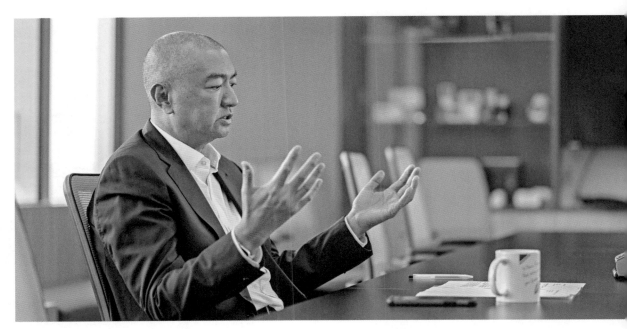

■　歐陽先生相信大數據的應用將提升人類生活質素，亦有助醫院管理層在決策時有客觀依據。

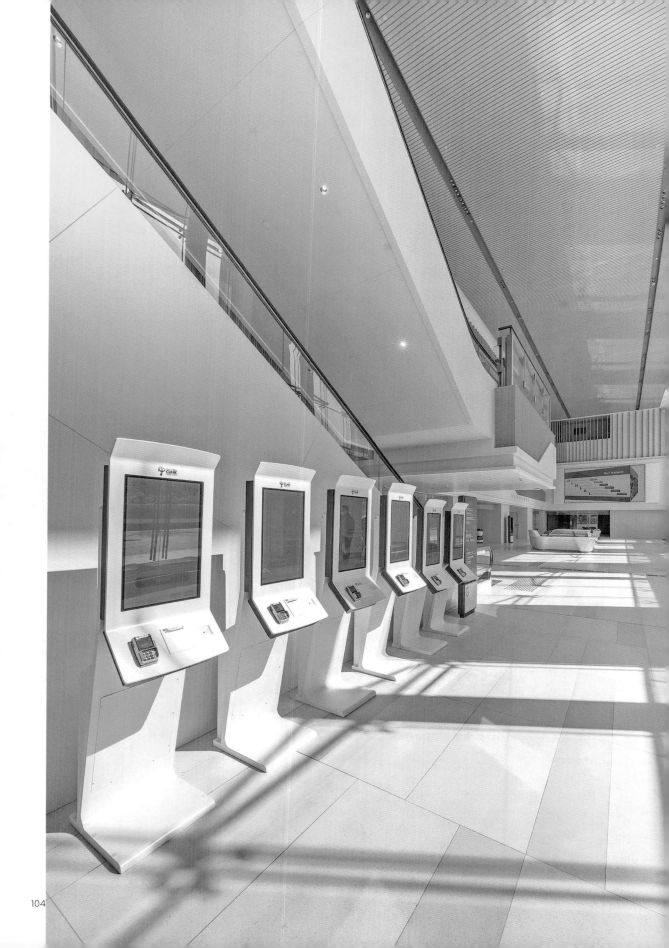

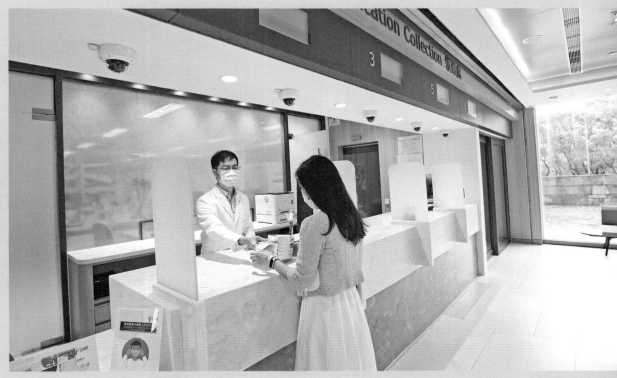

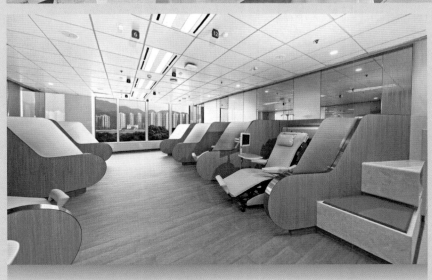

1 2
3

1　自助電子服務站可讓病人進行登記、查詢預約記錄及繳費等，讓病人的就診過程更方便。

2　中大醫院是本港首間為門診病人提供多劑量配藥服務的醫院，將病人每個預定時間所需服用的藥物包裝成「藥物小餐包」，減低服錯藥或漏服風險。

3　腫瘤科中心為日間化療病人提供寧靜舒適的空間，安心接受治療。

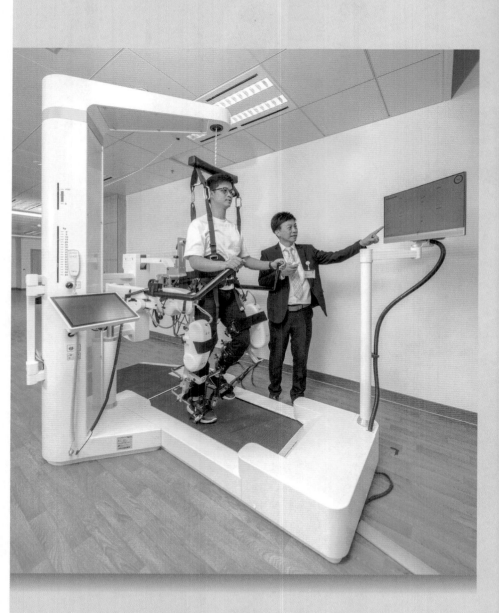
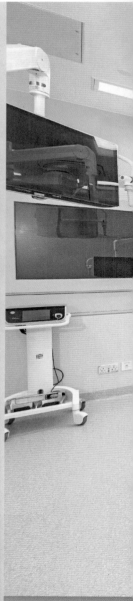

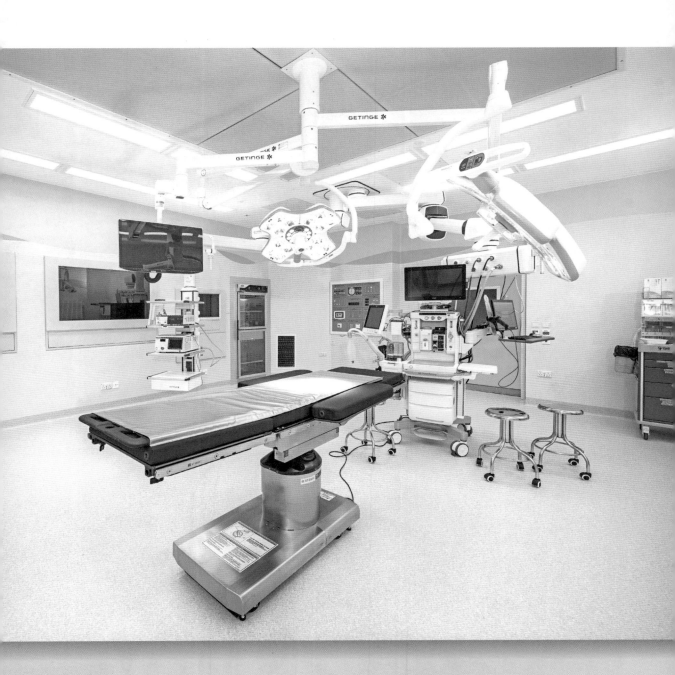

1　運動醫學及康復中心引入多款最先進的復康儀器。

2　手術室支援 5G 串流直播，有助醫學交流及教學用途。

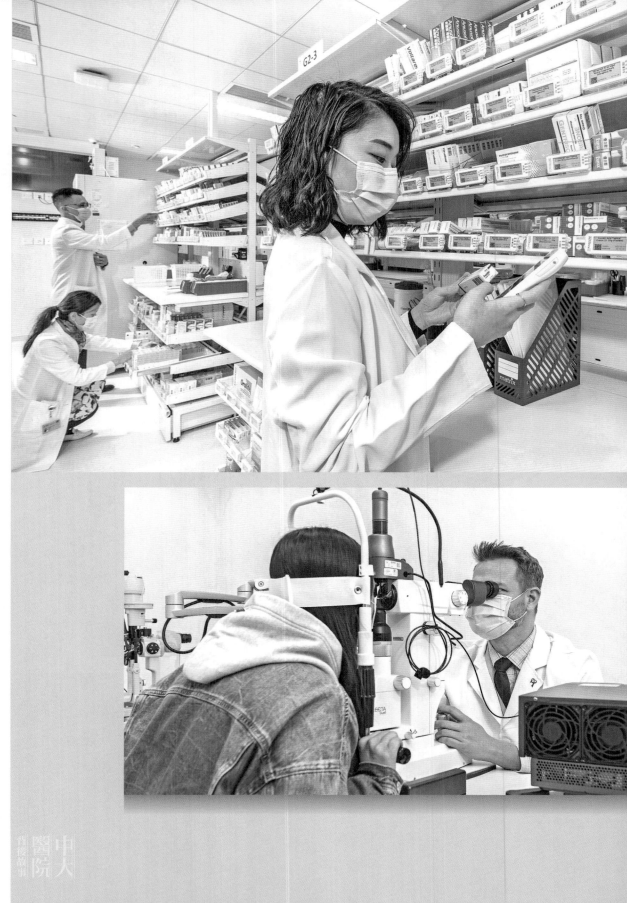

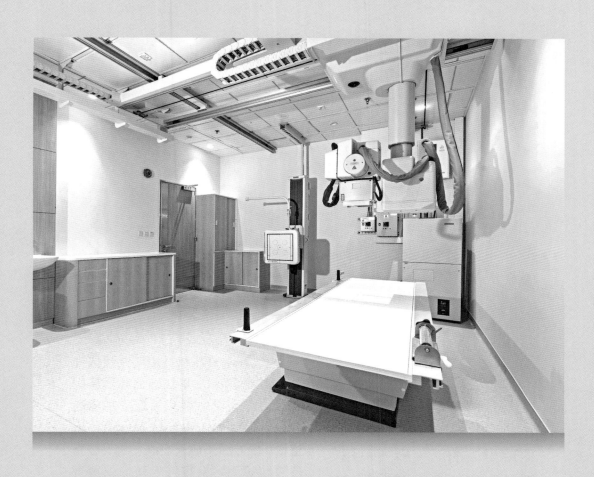

1 ⋮ 3
2 ⋮

1　藥劑部使用智能標籤和信息化條碼管理，提升藥物安全及實時記錄用藥流程。

2　眼科中心的專業團隊由中大眼科教授、眼科醫生、眼科護士及視光師等組成，提供多種不同的眼科檢查及治療。

3　放射影像及介入中心提供不同的造影服務，X光、磁力共振掃描、電腦掃描及正電子放射斷層掃描等都一應俱全。

透過科技
實踐智慧型醫院

醫院是個戰場，必須爭分奪秒，不容有失。幸好，隨着科技發展，社會趨向「智慧化」，服務質素愈見完善。中大醫院致力開拓智慧領域，將以人為本、服務創新、收費透明及臨床優越設定為目標。

談到「智慧醫院」的發展，中大醫院資訊科技總監馮達成先生認為，中大醫院的優勢當然是「新」，早在籌備興建醫院時，已在流程中詳細策劃了基建的各個部分，加入多種智慧元素，希望從3個方面：病人醫療、病人服務及醫院管理，為醫護人員提供更全面的醫療資訊，令工作更系統化、標準化，助他們更準確掌握病人資料，提升醫療質素，亦加強病人的體驗。

> "
> 醫院引入的三大嶄新科技系統，包括全數碼化醫院管理資訊系統、流動資訊科技及物聯網，在當今醫療系統中並無前例。
> "

中大
醫院
背後故事

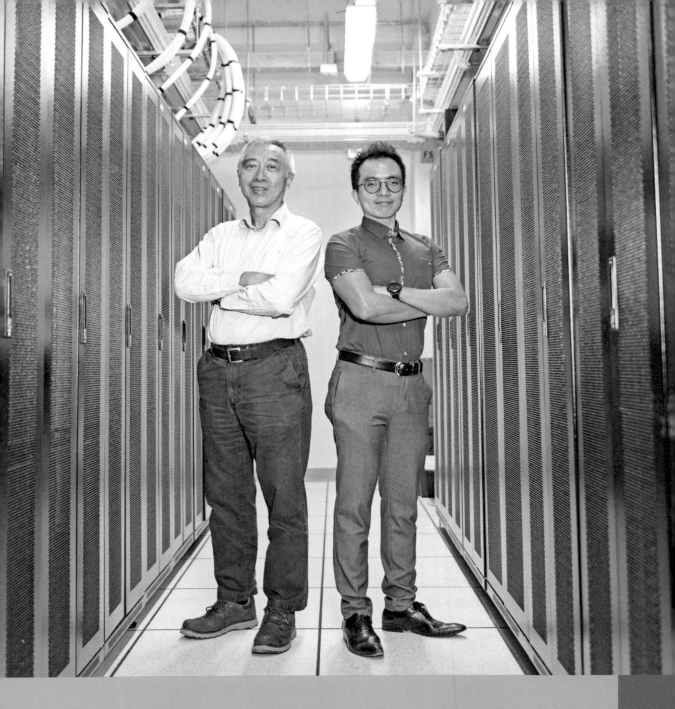

馮達成先生
香港中文大學醫院資訊科技總監

蘇暐舜先生
香港中文大學醫院資訊科技首席經理

馮先生最引以為傲的，就是醫院引入的三大嶄新科技系統，包括全數碼化醫院管理資訊系統、流動資訊科技及物聯網，在當今醫療系統中並無前例。

馮先生以病人的就診過程作例子，闡述醫院的數碼化醫院管理資訊系統：病人由預約、登記、基本檢查、醫生診症、處方藥物、派藥、做手術、繳費以至預約覆診時間，甚至安排其他部門的診療服務，系統都有詳細記錄，方便醫護人員跟進。到目前為止，中大醫院籌劃了超過八十個電子系統，涵蓋醫療、行政運作及基建，將分階段應用，互相支援。馮先生解釋，這些電子系統能夠優化醫護人員日常工作的程序及提升準確性，例如醫生開了電子藥單後，資料可直接輸入到藥物管理系統內，藥劑師可即時核對藥單。當中，所有藥物都會經過核對步驟，確保藥物對病人沒有敏感或交互作用。系統更會自動對藥物劑量進行核對和整理，護士則可以按藥單直接從電子藥車提取藥物並向病人派藥。若醫護人員遺漏了某些步驟，系統亦會作出提醒。對比傳統的派藥程序，在電子系統的幫助下，能大大降低人為失誤，保障病人安全。

此外，系統內的數據加以整理和分析後更可幫助醫護人員檢討和優化整個運作流程。數碼化正好配合中大醫院提倡的「無紙」概念，不但減少浪費，也能精簡人手。馮先生坦言，即使未能馬上做到「paperless」（無紙），至少也能做到「less paper」（減少用紙）。

除了將醫院系統電子化外，馮先生亦希望中大醫院能夠連繫醫護與病人，提供一站式管理服務，因而開發中大醫院不同的手機應用程式。醫生、護士、病人及藥劑部同事各有專屬的版本：醫生可以通過應用程式看到病人的病歷，藥物狀況和覆診時間；護士則可以按照醫生開的電子藥單，為住院病人派發正確的藥物；應用程式不但包括核對功

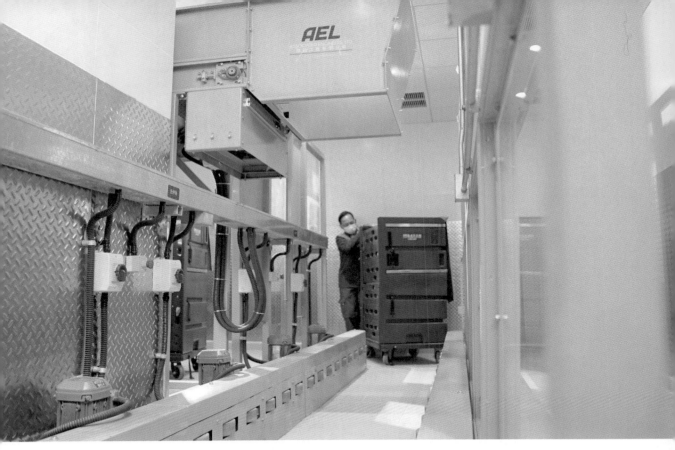

■ 使用物聯網不但降低管理成本，還能減少出錯機會。

能，確保藥物準時、準確送達給病人，也同時提供藥物查詢服務，讓病人了解服用的藥物；另外更附有籌號提醒、覆診預約、醫院內導航和自助付費系統，有助簡化整個就診流程。此外，病人亦擁有主導權，可委託親人查閱記錄，對長者來說特別便利。以應用程式管理病人院內院外的情況，整個流程一目了然，效率更高。馮先生認為，電子化是大趨勢，現在很多長者也「機不離手」；但他補充說，若病人想要紙本記錄，醫院亦會配合。

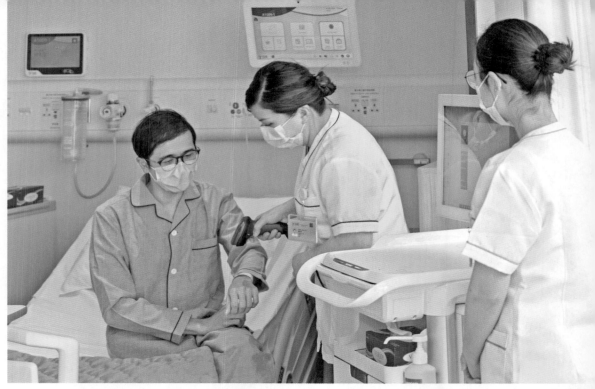

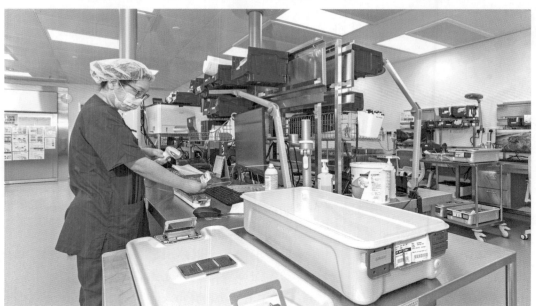

▲ 醫護人員利用智能藥車為住院病人派發藥物，透過條碼核實病人身份後，載着相關病人藥物的藥格才會打開。

▼ 手術用具和器材，更配有射頻辨識（RFID）電子標籤，準確記錄物資消耗情況，減省醫護人員的行政工作。

在中大醫院IT計劃初期面對這麼多具挑戰性的項目，馮先生笑言：「一開始沒有想過智能化會成真。」在一步一步的構思中，他注意到現有醫療系統流程繁複的缺點，因而嘗試化繁為簡，透過科技實踐智慧化。其中，物聯網就是一大突破。

中大醫院資訊科技首席經理蘇暐舜先生表示物聯網就是通過各種訊息感測器及設備聯網技術，將資訊傳送到中央系統進行記錄，分析或跟進。使用物聯網不但降低管理成本，還能減少出錯機會，但蘇先生認為最大作用是提升病人體驗。醫院面積很大，就像個迷宮一樣，而物聯網在醫院裏其中一個應用就是室內導航。系統應用了虛擬實境（AR）技術，可以為用家指示實境路徑，猶如室內GPS。另一應用是病人識別配件，配合超寬頻（Ultra-Wideband, UWB）技術能實時追蹤病人的所在位置。他舉例說，很多住院病人在醫院裏會被限制行動以防走失，而物聯網就能消除這類束縛，因為當病人離開既定範圍，系統會即時通知醫護人員作出跟進。物聯網的作用數之不盡，還包括母嬰配對及緊急呼喚等功能。蘇先生希望物聯網能夠提升病人滿意度，令他們對醫院的配置更有信心，維繫醫護人員和病人之間的良好溝通和信任。

> **"**
> **職員掃描職員證後，系統便會根據記錄，像「夾公仔」一樣從制服提取機內揀選及送出合身的制服予員工。**
> **"**

在處理藥物方面，電子標籤揀貨系統（Pick-to-Light System）可以提升藥劑部配藥的效率。只要掃描病人藥單上的條碼，藥櫃中相應的顯示牌便會亮燈，讓藥劑師迅速知道藥物的擺放位置，省卻尋找的時間。不同病人的藥會以不同顏色的燈以資識別，令藥劑師可同一時間處理多張藥單。在手術室中比較昂貴的消耗品，更配有射頻辨識（RFID）電子標籤，準確記錄物資消耗情況，減省醫護人員處理行政工作的時間。

有趣的是，以往醫院制服供不應求的情況時有發生。但中大醫院採用了嶄新的制服管理系統來改善情況，職員掃描職員證後，系統便會根據記錄，像「夾公仔」一樣從制服提取機內揀選及送出合身的制服予員工。系統更會記錄每位員工取衣的時間和次數，方便追蹤和管理制服的使用狀況。

中大醫院亦致力為病人提供貼心的服務。與傳統醫院不同，中大醫院的資訊娛樂系統（Infotainment System）不單為住院病人提供娛樂資訊及點餐服務，亦讓病人可隨時查看自己的醫療狀況，例如即將進行的檢查及照顧者的名稱等，病人亦可利用系統的視像功能，與醫生作遠程問診，或隨時與親友進行視像見面。馮先生特別提到，中大醫院是全港第一間全5G覆蓋的醫院，能夠在醫院任何一角落包括手術室等低延遲傳送大量訊息，有利教授作即時的網上教學、示範，甚至將來進行遠程手術，促進教學成效。

> " 中大醫院是全港第一間全5G覆蓋的醫院，能夠在醫院任何一角落包括手術室等低延遲傳送大量訊息，有利教授作即時的網上教學、示範，甚至將來進行遠程手術，促進教學成效。 "

中大醫院能在短時間內竣工，固然令人高興，但最讓馮先生和蘇先生感受深刻的，是醫院所肩負的使命，亦是他們努力耕耘的動力：把最新的科技運用在醫療上以提升效益。看着各個系統陸續進入測試階段，兩位建院功臣均對中大醫院的前景非常樂觀。從構思、設計到實踐，他們都一一衝破難關，致力在香港創建前所未見的智慧型醫院。他們深信，優越的醫療服務旨在讓病人有良好體驗，同時令醫療服務授予者能有效及準確地提供服務。在現今醫療體制下，距離這個目標尚有一段距離，但中大醫院作為智慧化的開端，將會是理想和實踐之間的橋樑，開創香港醫療改革的時代。

中大醫院背後故事

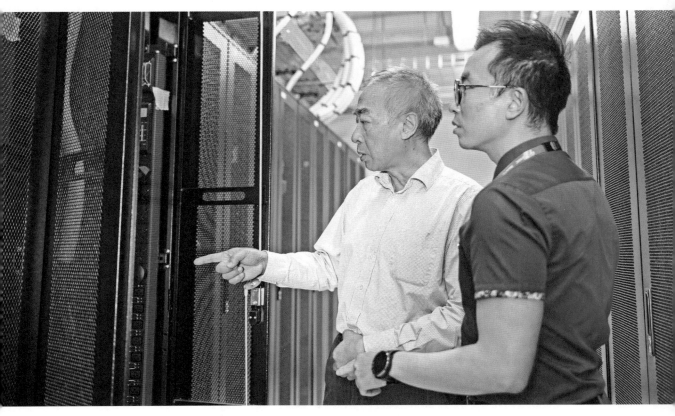

■ 早在籌備興建醫院時，中大醫院團隊已在詳細策劃，加入多種智慧元素。

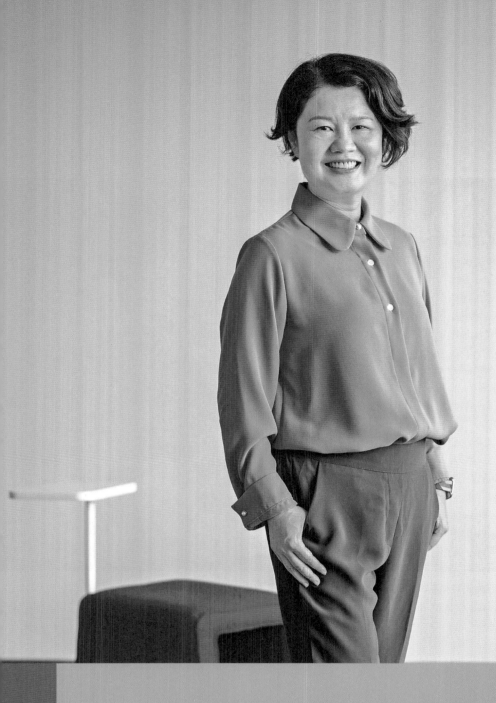

林穎超女士

香港中文大學醫院院務總監

科技引領革新
提升醫療效率

每所醫院都希望為病人提供安全和高效的服務，而科技是當中不可或缺的催化劑。在香港推行醫療科技，意味要進行徹底的「革新」，對現有機制取長補短，再發展成一個更完善的系統。擁抱宏大願景是成功的第一步，過程中尚要突破重重難關，方可切實執行。香港中文大學醫院抱持「開拓醫護新領域」的願景，並以「智慧醫院」作為定位，薈萃各方有志之士，矢志以病人為中心、以科技為輔助，為大眾帶來貼心、優質和高效的醫院服務體驗。

中大醫院院務總監林穎超女士、藥劑部主任彭桂清女士及首席藥劑師何愷玲女士早在醫院籌劃階段，已不斷探索如何將不同科技融入醫院運作。當談及如何推動中大醫院應用各種先進科技，三位都既興奮又自豪。

> 院務總監的工作就是負責一間醫院的「衣、食、住、行」。

119

林女士原是醫管局的行政人員，擁有豐富的醫院管理經驗。林女士一直希望可促進醫院院務及運作效率。適逢中大開始籌劃新私家醫院，林女士被其「智慧醫院」的理念吸引，便懷着躍躍欲試的心情，加入中大醫院成為「拓荒者」之一。

本身是資深藥劑師的彭女士於2016年剛從公立醫院退休不久，便受中大醫院的願景觸動，決定再次披甲上陣，希望能在公私營醫療系統之間搭建一道新橋樑。彭女士也曾參與醫管局的藥劑服務發展委員會工作，一直積極思考推動本港藥劑服務發展，而中大醫院作為一所全新的私家醫院，可更靈活地引進嶄新的醫療及護理方案，讓彭女士有機會作出各種新嘗試。

> "
> 當初一切的構想也不過是一張張草圖，特別很多儀器也是由外國引入，團隊花了不少功夫，才讓技術適用於本港的醫療流程。
> "

與彭女士同為藥劑師的何女士本身是中大校友，對這間由中大全資擁有的新醫院別有一番情結。她在醫管局服務多年，亦負責推動藥物安全的工作。加入中大醫院後，何女士的崗位亦有所改變，由以往多參與前線服務，轉為構思整間醫院的藥劑服務安排，亦要思考藥劑學在醫療體系中的發展方向，例如與大學合作推行更多科研及培訓項目等。

林女士說，院務總監的工作就是負責一間醫院的「衣、食、住、行」，她嘗試用醫院員工一天的工作流程，闡明她與團隊如何在中大醫院推動科技與醫療流程的結合。首先是採用了無線射頻識別技術（RFID）的全自動被服管理系統。一天伊始，醫護人員回到中大醫院，首先要換上整齊乾淨的制服。他們不用再前往制服房領取制服，而是只需直接往更衣室，憑着職員證掃一掃，系統便會自動分發合適尺碼的制服，用過的制服亦同樣可以自助回收。林女士解釋，醫護人員每天用到的

中大醫院背後故事

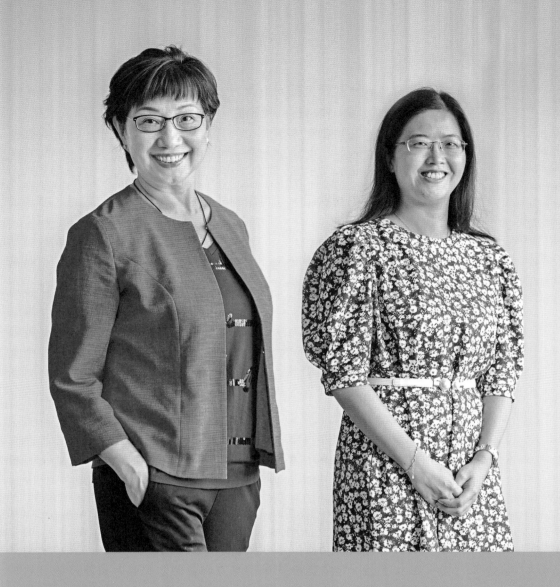

彭桂清女士
香港中文大學醫院藥劑部主任
_____

何愷玲女士
香港中文大學醫院首席藥劑師
_____

制服，背後其實耗費大量人力物力去管理，過往亦有不少醫院員工因怕制服不敷使用，會自行囤積制服，導致醫院制服經常「無故失蹤」。中大醫院的這套自動化系統既可減省用於制服管理資源，亦可有效監察制服流向及存量，達到精準的庫存管理。除了制服外，病房的被服例如枕頭袋、床單等，亦應用了 RFID 技術，清晰記錄送往洗衣工場的被服數量及損耗狀況，亦可用作核對送回醫院的被服數目，減少意外遺失的機會。

醫護人員穿好制服後，便要到病房工作，需使用到各種藥物和醫療消耗品。何女士指，以往當病房缺乏某種藥物或用品，醫護要匆忙打電話到倉庫：「手套用完了，請盡快送些新的上來！」但在中大醫院，醫護人員則毋須擔心庫存短缺，因為每樣藥物或醫療用品耗盡前，已會有專人補貨。「物流管理是維持醫院有效運作的齒輪，中大醫院成為全港首間採用第三方物流方案的醫院，我們委託外判公司負責管理外置倉庫、物流運輸、補給及點倉等，甚至可協助儲存各種藥劑製品，以及監察醫院內各種藥物的存量，我們毋須在醫院內儲存大量物品，但亦可確保各樣藥物和消耗品的供應。」第三方物流公司就如自動送貨的巨型倉庫，會定期派人到中大醫院清點，一發現庫存消耗過半就即時補貨，大大減輕醫院員工的工作量，又可維持醫院的高效運作。

中大醫院的藥劑服務體現了大量自動化及智慧元素，大大提升藥物安全。彭女士指，醫生開出的藥物處方均會傳送到醫院資訊系統，系統除了可輔助藥劑師複核處方及配藥，亦可支援自動化配藥。在住院病人方面，中大醫院是本港首間醫院引入全自動配藥系統，將藥物包裝成「單一劑量」（unit-dose）並由機械臂按處方「執藥」。「單一劑量」是醫療界逐漸盛行的配藥方式。「病人每次所需的每種藥物，都會作獨立包裝，並印有標籤及二維碼，然後系統會將同一病人的藥物串連起

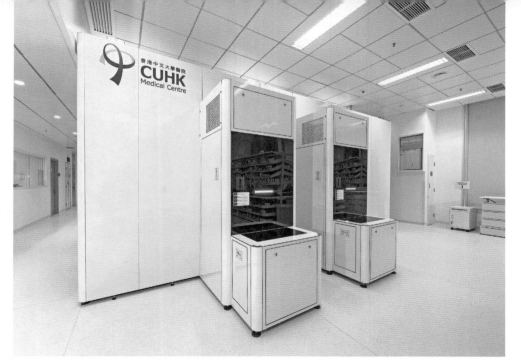

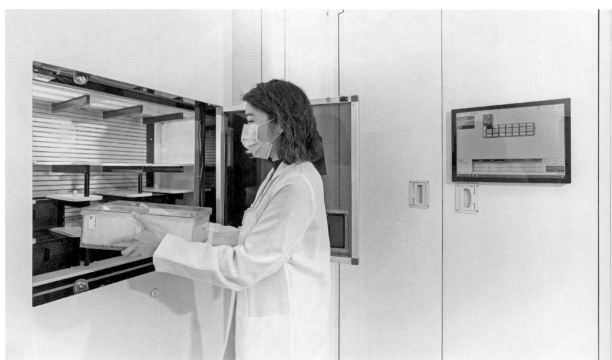

▲　中大醫院的住院藥房配備了全自動化配藥系統。

▼　全自動化配藥系統支援多種不同的藥物劑型，藥劑部人員只需將不同藥物放入儀器，系統便可自動
　　為藥物進行分類及獨立包裝。

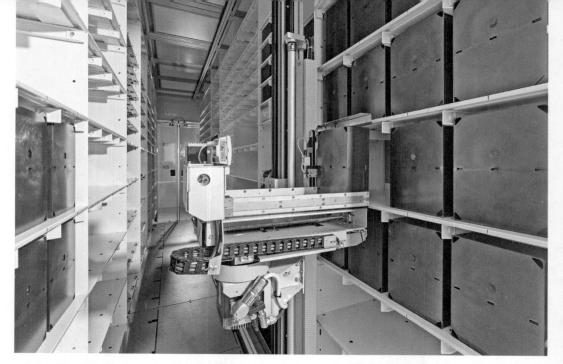

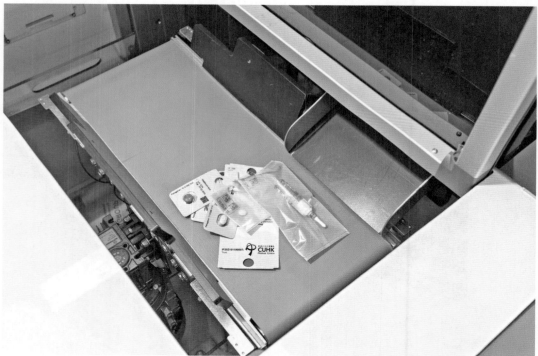

▲ 當自動配藥系統透過醫院資訊系統收到經藥劑師審核的藥物處方,便會自動開始配藥流程。

▼ 中大醫院為住院病人提供「單一劑量配藥」,病人所需的每劑藥物均會作單一獨立包裝,再送上病房。藥物包裝上均印有條碼,以便派藥時核實病人及藥物。

來。這一串藥物送上病房後，護士可掃描二維碼，確定是正確的病人獲發正確的藥物，撕開包裝讓病人服藥便可。這可大大提升用藥準確性，減少人為錯誤。而一旦醫生臨時更改處方，未撕開包裝的藥物，可交回藥房再放入自動配藥機重用，減少浪費。」

門診病人方面，中大醫院亦率先引入「多劑量配藥」（multi-dose dispensing）。藥房內的藥物自動分包機會按醫生處方，將病人於不同時段服用的藥物裝入獨立小藥袋，「例如可以將病人早、午、晚三餐的藥物，按所需劑量裝入一個個小藥袋，再連成長長一串。病人回家後，到服藥時間只需撕下相應的藥包，按包裝上的指示服藥便可。病人毋須再自行將藥物放入一格一格的藥盒，也不怕漏服或錯服劑量。」中大醫院更會推出病人專用的應用程式，可為病人提供藥物資訊及按時提醒病人服藥。另外，醫院亦就不同的關鍵醫療程序引入「閉環系統」（closed-loop system），以藥劑服務為例，即是由醫生處方、藥劑師複核、藥房配藥到護士派藥等，每個步驟都會經由醫院資訊系統互通，醫護人員可實時監察每個流程，適時跟進病人情況，確保沒有出錯。

> 各個部門均有自己的處事方式，就像在說不同語言。但大家都願意去理解彼此，找出「翻譯」不同語言的方法。

實現夢想的路途當然不會一帆風順，中大醫院作為醫療領域的「拓荒者」，各項創新也不會一蹴而就。彭女士回想，當初一切的構想也不過是一張張草圖，特別很多儀器也是由外國引入，團隊花了不少功夫，才讓技術適用於本港的醫療流程。當她親眼看見醫院建成並投入服務，便覺得一切辛勞也是值得，並感恩退休後仍有機會以自己的專業作出貢獻，在籌劃醫院過程中亦學到其他範疇的新知識。「我的最深刻感受是做人不僅要有夢想，亦要堅持夢想，並要勇於踏出第一步，不能因怕失敗就不去嘗試。」

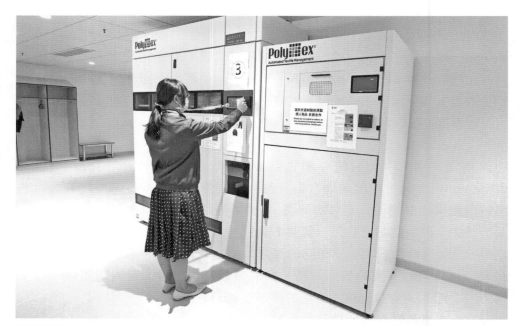

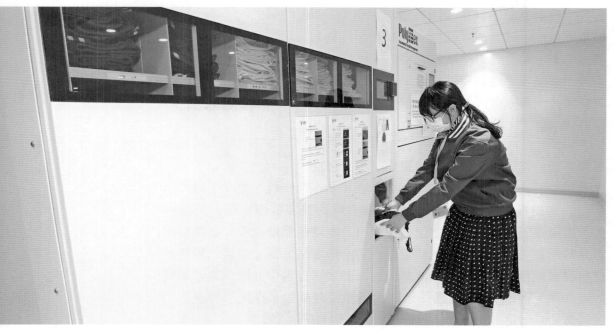

▲▼ 中大醫院採用自動化的制服管理系統，員工只需掃一掃職員證便可取得合適的制服，用過的制服亦可自助回收。

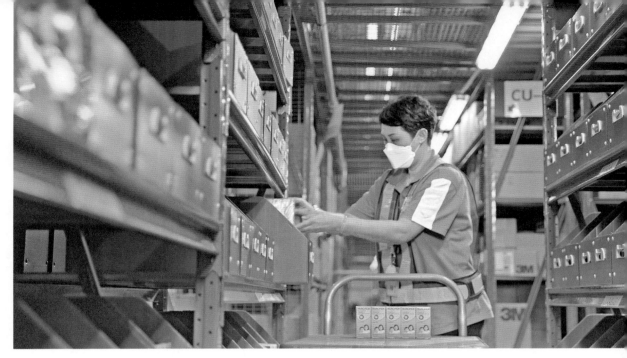

■ 透過第三方物流管理方案，醫院委託專業的物流公司管理外置倉庫，負責醫療消耗品及藥劑製品的
　收貨、倉存、運輸及補給，為醫院節省大量儲存空間及管理物資的人手。

林女士亦笑言，加入中大醫院以來面對的挑戰，比過去十多年在醫管局遇上的難題還要多，但正因不斷的迎難而上，亦使她擴闊眼界，緊貼科技與時代步伐，發掘了不少以往從未接觸過的新事物。她對中大醫院投入服務「既緊張又期待」，一方面希望可盡快服務病人，但亦擔心各項科技是否達到預期效果。她希望中大醫院能繼續與不同界別攜手推動醫療科技的應用，回應時代需要。

何女士對兩位戰友所言亦深表認同，指很高興在中大醫院能實踐理想。看着整個計劃由構思到落實，到慢慢見到雛形，心情既興奮又激動。而最令她感動的，是醫院上下為了達成夢想，團結一致的精神。「各個部門均有自己的處事方式，就像在說不同語言。但大家都願意去理解彼此，找出『翻譯』不同語言的方法，集合眾人之力，為共同目標努力邁進。」

淺談「定價收費」

不論有否使用過私營醫療服務，不少人都對私家醫院收費有以下印象：收費高昂、價格難預測、「每塊棉花也要收費」。中大醫院行政總裁馮康醫生指，這些都源於私家醫院採取「按服務收費」（Fee for service）模式。病人在醫院接受的每項服務，例如醫生巡房、手術治療、抽血化驗、照 X 光、處方藥物等皆逐項獨立收費。看似簡單公平，但同時衍生不少弊處，影響到整個醫療系統的可持續性。

> "
> 中大醫院可以為所有手術及治療程序定價，目標是涵蓋超過一千種手術。
> "

馮醫生解釋，在「按服務收費」模式下，病人接受的每項服務、每項檢查以至使用的每件消耗品都涉及利潤，變相令醫院及醫生傾向提供更多服務，「可能會處方多了一些藥物，又或多安排一個檢查，這些都未必是必要的醫療服

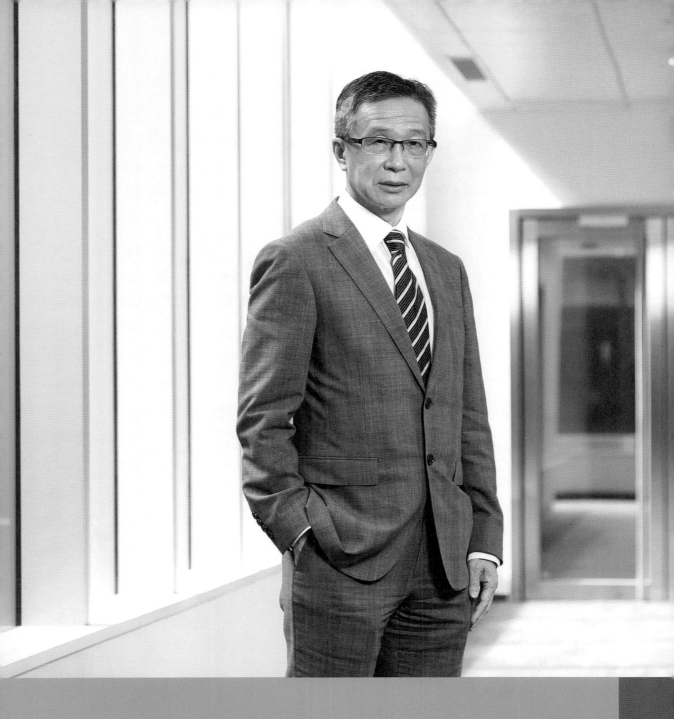

馮康醫生
香港中文大學醫院行政總裁

務。但從醫療財政管理角度，這會令醫療成本不斷上漲，亦會令病人的財政負擔增加。」此外，一旦病人住院期間有併發症或其他醫療需要，醫療開支自然水漲船高。不少人認為入住私院時都難以預測出院時的實際收費，是造成市民對使用私家醫院服務卻步的原因。

反觀公營醫療服務由政府資助，收費比私家醫院便宜得多，自然令更多市民寧可使用公立醫院服務，結果公營醫療的壓力愈來愈大，輪候時間愈來愈長，亦導致公營及私營醫療系統出現一道鴻溝。馮醫生指，中大醫院的使命，正是希望透過高透明度、可預測及明碼實價的「定價收費」，平衡公私營醫療的差異。

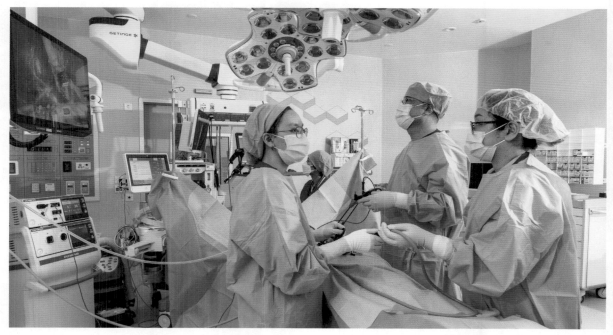

■ 馮醫生指，中大醫院的目標是為所有手術及治療程序設立「定價收費」，讓市民清晰掌握醫療預算，保險業界亦更易計算風險，可設計全新的保險產品，為市民提供更佳保障。

政府近年積極推動私家醫院提供「套餐收費」，正是希望令私家醫療服務的價格較為確定，令病人安心。那為何中大醫院卻稱之為「定價收費」？馮醫生指，不用「套餐」一詞，是因為留意到不少「套餐」都未做到真正全包，例如有限定住院日數又或有不包項目，他以到餐廳用膳為喻：「晚餐包括一碗羅宋湯、一份雞扒、一塊芝士蛋糕及一杯咖啡，但如果你多點一客沙律呢？那便要額外收費。套用到醫療上，如果病人出現與治療相關的併發症或醫療需要，要多住院幾天、多做幾項檢查，一旦超出套餐範圍，便變回按服務收費，這便未能達到套餐收費的原意。」

因此，馮醫生與中大醫院一眾同事便嘗試設計一套截然不同的「定價收費」，期望做到清晰透明、收費可預算，並且名副其實是「定價」。「例如一項手術的定價是 5 萬元，出院時就是收取 5 萬元。若病人出現相關的併發症，衍生額外住院日數或其他治療，只要病情級別不變，都是同一價格，真正『全包』。」

然而，醫療本身就存在風險或未知數，如何做到固定價格？中大醫院為此採用了一種計算工具——「診斷相關群組」（Diagnosis-related group, DRG）。香港人對 DRG 或許不太熟悉，但不少有社會醫療保障的國家及地區，例如部分歐洲國家、澳洲、台灣等，已引入 DRG 作為醫療定價方式。馮醫生解釋：「這套方法是七十年代由耶魯大學的學者設計，將不同疾病的診斷、手術治療等分門別類，成本相近的歸納起來，成為定價基礎。透過計算不同手術治療的成本、病人的病情級別、治療相關併發症的風險等，便可得知相關成本，繼而為每項治療定價。」他指醫管局過去亦有累積本地的

> 中大醫院的使命，正是希望透過高透明度、可預測及明碼實價的「定價收費」，平衡公私營醫療的差異。

DRG 數據，以分析不同類別病人及治療的成本，中大醫院參考了這些數據，從而建立嶄新的「定價收費」。

馮醫生指採用這套方法的另一項重要意義，是中大醫院可以為所有手術及治療程序定價，目標是涵蓋超過一千種手術。「要為市民提供可負擔的私家醫療服務，除了收費要具透明度，醫療保險亦十分重要。現時按服務收費的模式，其實是將大部分風險轉嫁到病人身上。保險公司設定最高賠償額，超過限額後便由病人自行承擔。『定價收費』正是希望幫助病人減輕這方面的財政負擔。」

當所有手術及治療程序都有清晰定價，保險公司更易計算風險，從而設計出全新保險產品，為市民提供更佳保障。當市民認為保險足夠支付入院費用，或至少掌握自己須支付多少金額，便更有信心使用私營服務。馮醫生坦言，DRG 對本港醫療界及保險界而言仍屬新嘗試，中大醫院正積極與保險業界商討，解釋「定價收費」的概念及運作模式，期望可攜手推動醫療體系的改變。

> **"** 「最重要的不是數據，而是人。」推行「定價收費」並不只是個概念，亦非不切實際的構想。 **"**

從醫院營運角度看，「定價收費」亦不僅是一種釐定價格的方式，與臨床質素和運作效率也息息相關。「醫院實行定價收費，某程度上會承擔更多風險。試想像若手術經常有併發症，引致額外治療，醫院長遠必定虧蝕。」因此定價收費能推動醫院思考如何確保醫療質素，治療流程要高效安全，醫院運作亦要更具效率，避免浪費及消耗。「推動定價收費不是由上而下的『長官意志』，我說一句便會做到。因為每個臨床醫療決策，都是由醫護人員作出，每個決定都會影響到治療結果。因此定價收費要取得成功，必須先獲得醫護人員認同及支持，齊心協力維持醫療質素。」

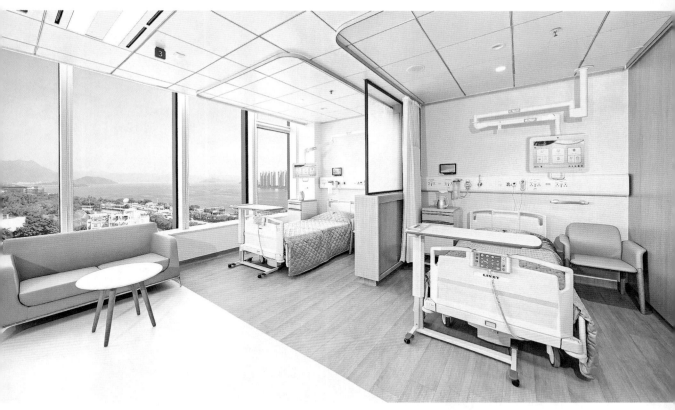

■　馮醫生指「定價收費」可真正做到明碼實價，即使病人住院期間出現手術或治療相關的併發症，因而衍生額外治療或住院日數，只要病情級別不變，都只需付同一價格。

有見及此，中大醫院在招募醫院團隊時都會詳細解釋理念，以便將來能朝同一目標邁進。正如馮醫生所說：「最重要的不是數據，而是人。」推行「定價收費」並不只是個概念，亦非不切實際的構想，馮醫生指中大醫院已準備好擔當先導者角色，滙聚不同專業知識和經驗，為市民提供透明、優質及可負擔的醫療服務，亦期望可為本港醫療打開新局面。

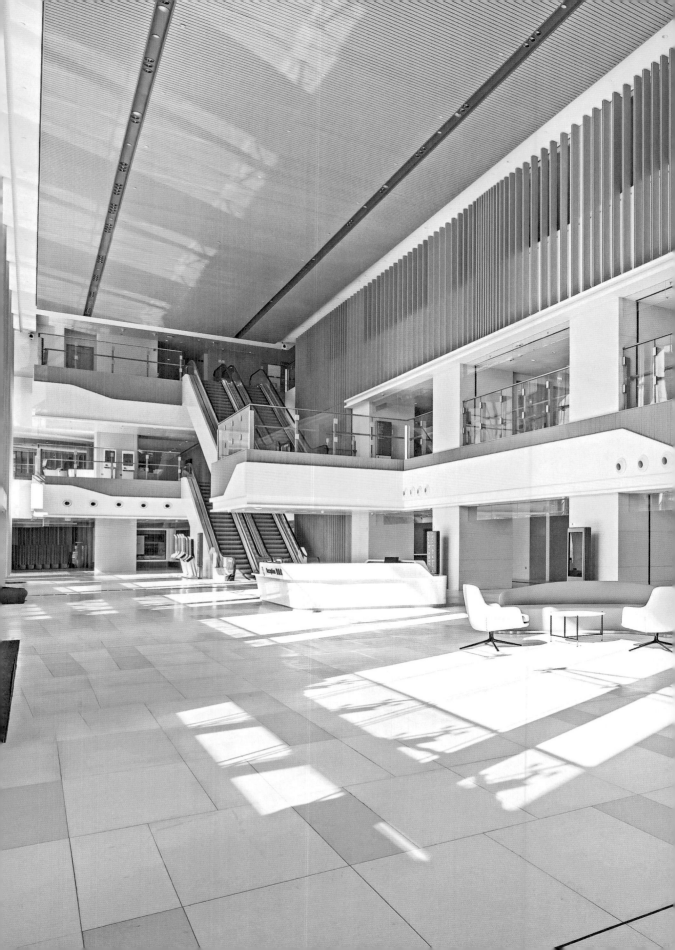

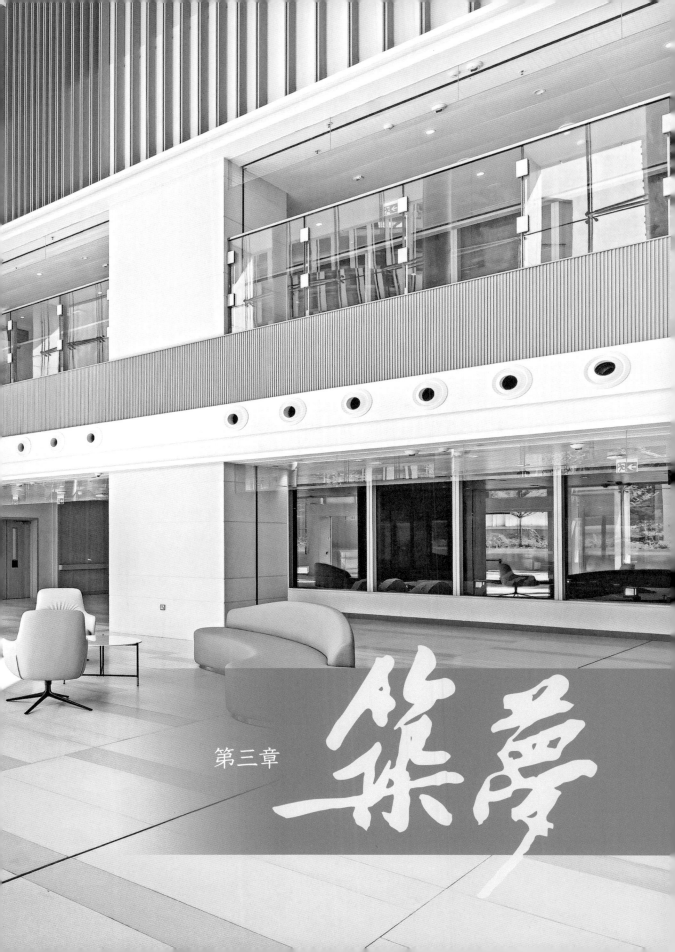

第三章 築夢

傳承寶貴經驗
開拓豐盛新篇

要建設一間全新的醫院，既要參考過往經驗，同時又要勇於跳出固有思維去開創一間夢想與現實兼容之「智慧醫院」，殊不簡單。幾位中大醫院同事，包括護理總監黎雪芬女士、人力資源總監廖慧嫺女士、供應及採購首席經理蔡沛華先生和護理首席經理趙克輝先生，正體現出這份敢於創新之精神。他們4位都是資歷深厚的公立醫院護士，從公立醫院崗位退下來後，因籌劃中大醫院而再次聚首，憑藉在不同範疇的豐富經驗，成為策劃團隊的中流砥柱。

> " 4位都是資歷深厚的公立醫院護士，從公立醫院崗位退下來後，因籌劃中大醫院而再次聚首，憑藉在不同範疇的豐富經驗，成為策劃團隊的中流砥柱。 "

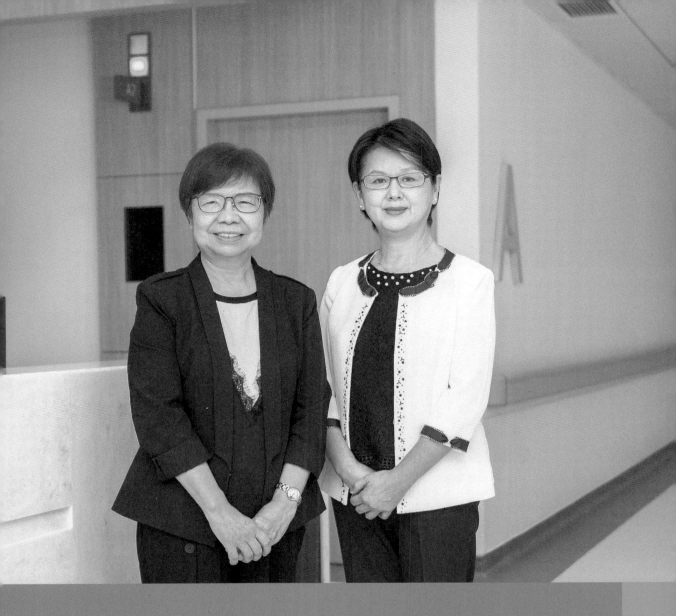

黎雪芬女士
香港中文大學醫院護理總監

廖慧嫻女士
香港中文大學醫院人力資源總監

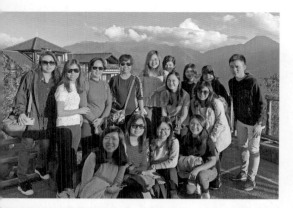

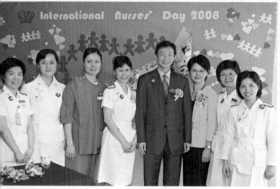

黎女士是中大醫院的首批員工之一，2013年醫院籌備團隊「埋班」時，便獲馮康醫生誠邀加盟出任護理總監。她退休前是醫管局九龍西醫院聯網護理總經理，參與過不少醫院的規劃，包括2003年沙士後在瑪嘉烈醫院興建本港首座傳染病中心。中大醫院從一張張設計圖則，直到醫院大樓竣工，她領導的護理團隊從用家角度，為醫院布局及運作出謀獻策，她說：「要建設一間醫院，人是最重要的，所有設施要以病人需要的角度出發，由團隊去設計、建造，一切都講求『以病人為先』為目標。」

廖女士對此深感認同。她曾任醫管局護理總行政經理，帶領全港公立醫院護士，深明同事合作互補的重要性。她在2017年退休後加入中大醫院，既參與醫院規劃，亦要兼顧於尖沙咀開設首間中大醫務中心的事宜，其後負責人力資源工作，可謂「周身刀、張張利」。

蔡先生是供應及採購首席經理，和黎女士一樣，退休前是九龍西醫院聯網護理總經理，於2017年加入中大醫院，不僅有多年護理經驗，行政經驗也十分豐富。中大醫院作為全新的私營教學醫院，同時亦是本港首間「智慧醫院」。隨着醫療發展科技日新月異，中大醫院亦需配備最先進及精密的器材，以達至世界級醫療水平。負責儀器採購的他，過往在公立醫院累積的豐富行政經驗及廣泛人脈網絡，正好大派用場，讓團隊得以走訪不同醫院，了解不同專科部門的設備需求及技術發展，令採購工作更為得心應手。

▲ 黎女士曾帶領中大醫院同事到新加坡及台灣考察，她特別重視行程中安排同事傾談環節，可增進同事之間的了解及互信。

▼ 廖女士(右三)曾任醫管局總護理行政經理，在新界東醫院聯網任職時亦曾與馮康醫生(右四)共事多年。

中大醫院背後故事

138

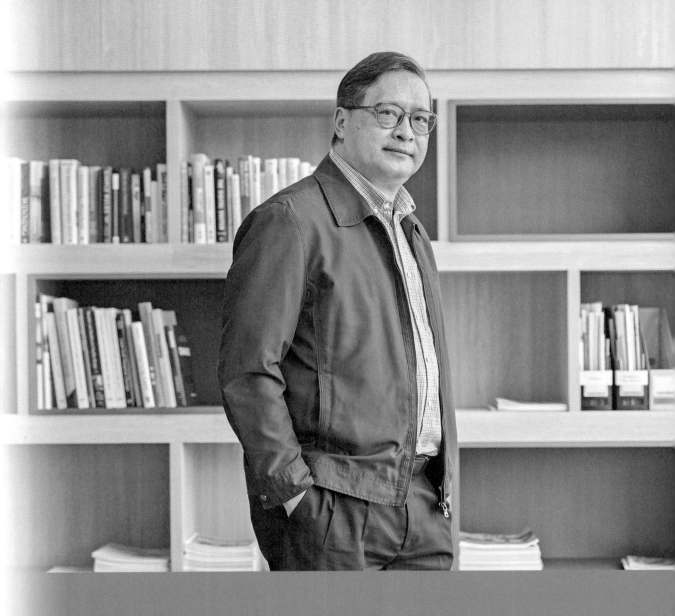

蔡沛華先生
香港中文大學醫院供應及採購首席經理

趙先生負責為中大醫院規劃手術室、消毒房、產房、眼科手術室、日間手術室及內視鏡中心。從北區醫院手術室部門運作經理的位置退下前，他曾參與不同的手術室興建項目，包括威爾斯親王醫院新大樓手術室的規劃。他指手術室予人冰冷又神秘的印象，其實手術室的「硬件」及「軟件」要求極高，因手術不容有半點差錯。設計手術室時，既要確保儀器及設施符合最高標準，各項手術設備亦要切合不同專科醫生及手術的需要，從而兼顧來自四方八面的醫生到來做手術。

然而，再完善的計劃，也總有意料之外的情況。中大醫院的籌備過程中，先後遇上醫院火災、社會事件及疫情，不只工程延誤，更打亂儀器採購及付運計劃。蔡先生指正常情況下，訂購儀器到送貨約需三至四個月，但疫情令全球醫療儀器供應不穩，尤其各地爭相搶購呼吸機，供應商都催促醫院盡早訂購。趙先生亦提到，一些早已運抵的消毒清潔儀器，也因工程延後，要另外租借倉庫存放，待收樓後才可安裝。

中大醫院作為一間「智慧醫院」，需要更精密的科技來配合，以滿足病人和不同醫生的需要。中大醫院於2020年5月底才取得入伙紙，但隨即要在四五個月內完成院內設施配置，以應付衞生署10月的審核，時間非常緊迫。蔡先生形容：「取得入伙紙就像敲響警鐘，提示大家要全速前進！因為已確定了開院日期，退無可退，必須確保儀器如期運送、安裝及測試。之前大家就像在慢跑熱身，收樓後就要正式起跑！」一些大型儀器如磁力共振掃描、電腦掃

■ 蔡先生曾擔任醫管局九龍西醫院聯網護理總經理，護理及行政經驗皆十分豐富。

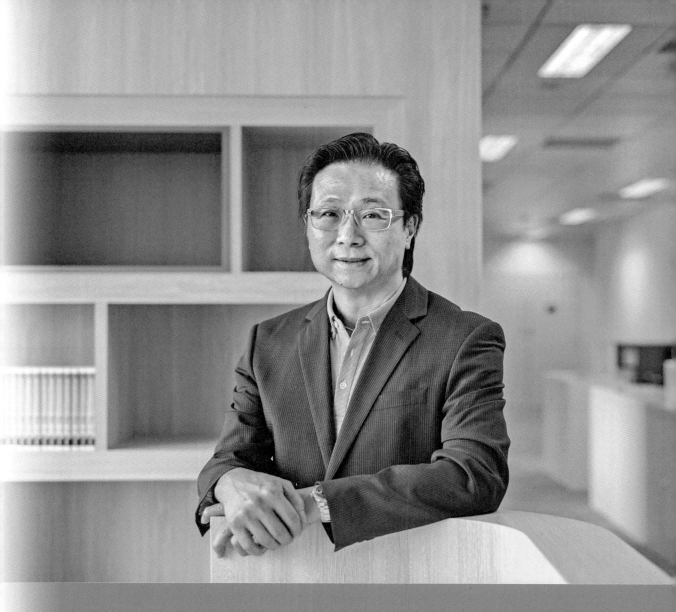

趙克輝先生

香港中文大學醫院護理首席經理

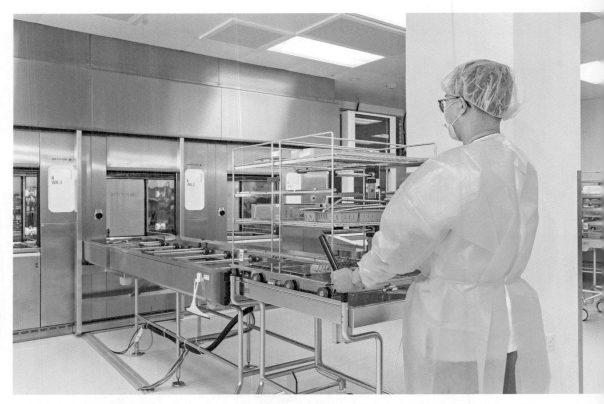

■ 趙先生指手術室的所有設施均要符合最高醫療標準，包括手術用具消毒房，硬件及流程設計都要一絲不苟，確保醫療安全。

描等，每部成本以千萬元計，儀器甫運抵本港，隨即便要送到醫院裝嵌，繼而反覆進行各項詳細測試，整個流程需事先詳細計劃。

除了硬件，醫院資訊系統亦是一大挑戰。中大醫院定位為「智慧醫院」，各項醫療程序、藥物配發、物資管理、病人預約等，都將透過醫院資訊系統管理，例如病房常見的生命表徵監測儀及靜脈輸液泵也會連接資訊系統，提升醫療效率及準確性。蔡先生形容，醫院資訊系

統可謂醫院的中樞神經,連接所有儀器及系統,惟很多設計的概念,也要待實際測試才知是否可行,形容心情「如履薄冰」。

另外,中大醫院的目標是透過電子病歷記錄實現完全無紙化。黎女士指過程中要考慮如何將所需資訊輸入系統,但亦要方便醫護人員使用,不會妨礙日常工作。團隊曾參考內地醫院經驗,但畢竟兩地運作模式不盡相同,不能完全依靠第三方程式,她說:「馮康醫生當初說過,建造醫院是最容易的部分,我當時不大相信,認為單是看建築圖則已感頭暈,但到後來設計資訊系統時,才明白挑戰的確更大,因為資訊系統是無形的,設計版面和功能時只能憑空想像,但是否做得到、同事是否用得着,還要反覆測試。」

> 後來設計資訊系統時,才明白挑戰的確更大,因為資訊系統是無形的,設計版面和功能時只能憑空想像,但是否做得到、同事是否用得着,還要反覆測試。

廖女士則認為,團隊設計系統時遇到的困難反而是來自「自己」,因為團隊成員大多來自公營醫療體系,構思時很容易被自身經驗所羈絆。「在設計醫院資訊系統時,有時會被以往醫管局的做法牽住走,既想保留醫管局系統的好處,但又想令系統更易使用,最後反而把問題複雜化。」幸好護理團隊與資訊科技部同事通力合作,一起研究、分析、討論、跟進及改良,醫院資訊系統的設計工作漸上軌道。

工作固然有不少挑戰,但亦有不少歡樂。蔡先生回想剛加入策劃處時,整個辦公室只有五六位同事,到後來愈來愈多同事加入,辦公室也熱鬧起來。他最感恩是有機會與很多年輕同事合作,雖然他們大多沒有從事過醫療範疇的工作,但他們都對醫院運作很感興趣,他也被他們的熱情及活力所感染。

趙先生最深刻的是有機會到不同地方考察，例如他曾到新加坡的醫院及德國的手術室儀器工廠參觀，獲得新知識外，也擴闊眼界。黎女士亦曾充當「領隊」，帶領醫院同事到新加坡及台灣的醫院考察，她特別重視在行程中安排同事傾談的環節，既能增進同事之間的了解，也建立彼此互信。

在籌劃醫院的過程中，令廖女士對中大醫院的使命——「開拓醫護新領域」有了全新的體會。她坦言，當初以為「新領域」的意思是應用先進科技及資訊系統配合醫院運作，但當大家在規劃醫院的過程中遇上各種挑戰，都令廖女士明白到每次克服困難，都是一種創新、革新的歷程。「籌劃醫院的過程讓大家有機會去改變自己，忘記過往的經驗，不再死守以往的模式。要開拓醫護新領域，必須與時並進，接觸外面世界的最新醫療趨勢。我們每天像『今天的我打倒昨天的我』，其實就是提醒自己，不可墨守成規！」廖女士提到，醫院定期舉辦分享會，讓不同部門、年資的同事有機會就不同主題作出分享。她相信這有助大家擦出火花，讓醫院建立互相學習、共同進步的文化，一同達至「開拓醫護新領域」的目標。

> "
> 籌劃醫院的過程讓大家有機會去改變自己，忘記過往的經驗，不再死守以往的模式。要開拓醫護新領域，必須與時並進，接觸外面世界的最新醫療趨勢。
> "

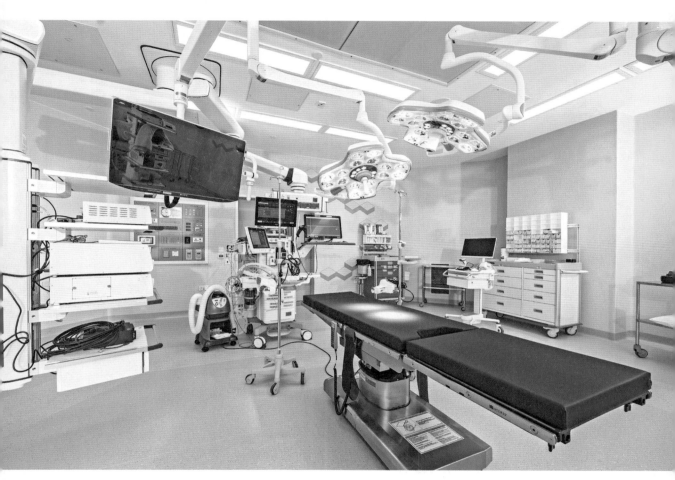

■ 中大醫院的手術室配備最先進的醫療儀器和設備，設計上亦需切合不同專科及治療程序的需要。

築夢

絕不冰冷的醫療科技

香港中文大學醫院從籌備階段開始,已銳意向「智慧醫院」方向發展,所以份外重視科技應用,而尖端科技在優質服務這一環節上亦有舉足輕重的地位。中大醫院醫學物理服務主任李杰怡博士透過分享工作上的點滴,道出醫學物理及醫學工程兩大部門在中大醫院裏發揮的角色。

在加入中大醫院前,李博士曾於威爾斯親王醫院腫瘤學系任職。他熱中於醫療科技,熟悉不同醫療設備的運作,而頂尖的放射治療及放射診斷儀器對他更有一種莫名的吸引力。李博士表示,中大醫院將引進最精準醫療設備的計劃,是吸引他成為中大醫院一員的原因,希望可親身參與選配、驗收至調試這些設備的工作,從而令這些儀器在最佳狀態下為病人服務。

> " 腫瘤科醫生可透過高質素的核磁共振成像分辨腫瘤和周圍的健康組織,縮小放射治療範圍及減少對附近組織的傷害。"

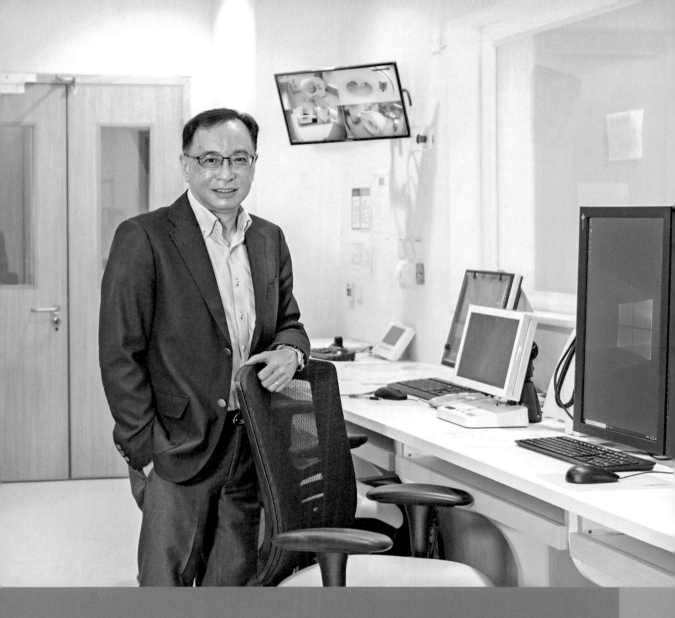

李杰怡博士
香港中文大學醫院醫學物理服務主任

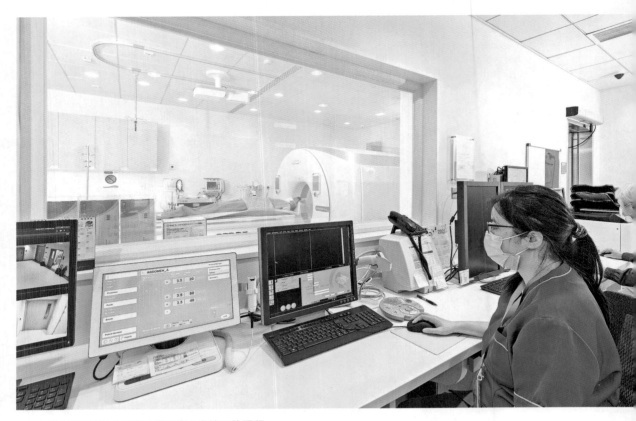

■ 李博士和團隊致力讓病人得到安心和適切的照顧。

李博士很高興能與眾多不同專業領域的同事合作,他們有些來自公立醫院及私家醫院,有些來自公營機構或其他私人機構。他笑指中大醫院滙聚了五湖四海的精英,大家都抱持同一個信念,就是希望興建一間收費可負擔及具透明度的「智慧醫院」,配備先進的醫療設備和優秀的醫護人員去服務病人。李博士曾在與新同事閒談時,發現大家原來均來自同一機構,但之前從未遇上,是緣份令大家終在中大醫院聚首。李博士表示加入中大醫院工作後,令他在管理工作上獲得很大的

得着。他所帶領的是全新團隊，大部分同事互不相識，性格和特質亦各異，不過他很慶幸每位同事都非常積極參與及投入工作，亦同時會考慮對方的處境，因此大家很快便熟落起來。每位同事的專長各有不同，李博士便因應各人所長安排工作，使他們得到更好的發揮機會，而結果往往會更勝預期。

在眾多的醫療放射治療系統中，李博士對於新引入的兩台醫療設備感到非常興奮，其中一台是核磁影像導向放射治療系統（MR-LINAC）。該系統糅合核磁共振成像（MRI）和精確放射治療的精髓於一身，為癌症病患者帶來個人化的治療。腫瘤科醫生可透過高質素的核磁共振成像分辨腫瘤和周圍的健康組織，縮小放射治療範圍及減少對附近組織的傷害。隨着腫瘤定位更為準確，醫生也可更有信心提高放射劑量。此外，系統亦具備監測腫瘤結構和代謝特徵的功能，從而掌握腫瘤變化，作出調節。

> "
> 李博士熱切地期待中大醫院投入服務後，為病人提供最完善的治療，實現共同努力的信念，以自己的經驗和能力服務病人。
> "

此外，中大醫院亦是本港首批使用最先進的螺旋放射治療系統（Tomotherapy）的癌症治療中心。這個系統透過結合電腦掃描及獨特的360度螺旋形照射模式，令輻射能從多角度及連續均勻地照射至接受治療的部位，為病人提供良好的治療效果。與此同時，螺旋放射治療系統更採用創新的同步技術，有助觀察腫瘤的實時動態，保持準確度外，患者亦毋須屏息，可保持正常呼吸。這些嶄新醫療科技的應用，正正反映中大醫院以「病人為先」的宗旨，引入最新的儀器，讓患者能接受高效的治療。

參與中大醫院的籌建，令李博士充分體驗到群策群力和上下一心的力量。為安全、有效地阻隔放射治療系統所釋放的輻射到室外，治療

築夢

室四周的牆必須為全實心且厚約兩米的石屎牆，李博士稱之為一個「地堡」，但常用的建築方法會在興建時加入冷卻水管或固定木板的支架，這便不能達到實心的效果。為解決這個難題，他與建築師和工程團隊經多番商討和研究，終於構思出一個完善的設計和建築方案。

另外，基於較早前地盤發生的小火警及社會事件，施工進度一度延誤；而後來疫情亦使部分醫療器材及空調組件等未能準時付運，加上人手未能全面復工，種種「不確定性」令籌備工作出現多個難關；另一邊廂，兩組大型放射治療系統的供應商卻在不斷追問付運日期，當時情況確實非常緊張。幸好在工程及物流等各方面進行調配後，情況大為改善，終於兩組系統在2020年年中成功運抵中大醫院並進行安裝。

李博士及他的團隊在醫療科技上都是專家，但他承認在病人流程及病人體驗上卻要多聽取臨床同事之意見。中大醫院的專業醫護團隊與李博士一向合作無間，在放射治療中心的設計、裝修和服務流程等方面，提供了寶貴的建議，讓病人能得到安心和適切的服務。

中大醫院這個大家庭讓李博士可與不同背景的同事研究及設計治療方案，為病人提供優質的醫療服務。一路至今，工作上的多番得着，鼓勵了他和團隊迎向種種挑戰。李博士熱切地期待中大醫院投入服務後，為病人提供最完善的治療，實現共同努力的信念，以自己的經驗和能力服務病人。

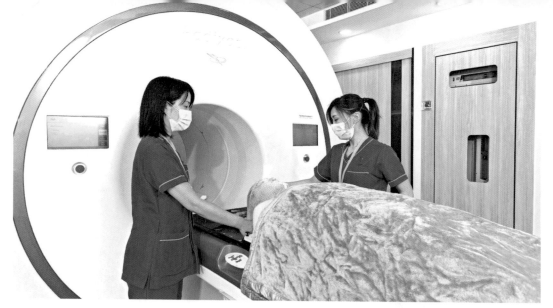

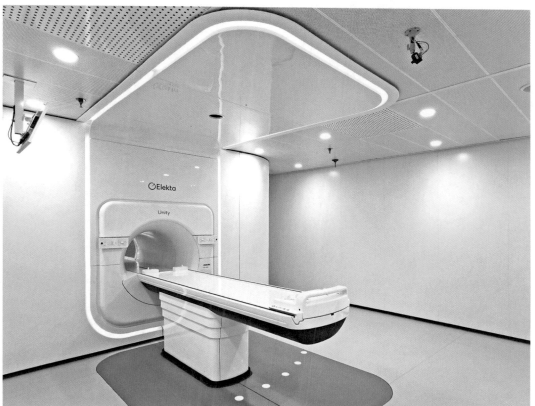

▲ 螺旋放射治療系統

▼ 核磁影像導向放射治療系統

築夢

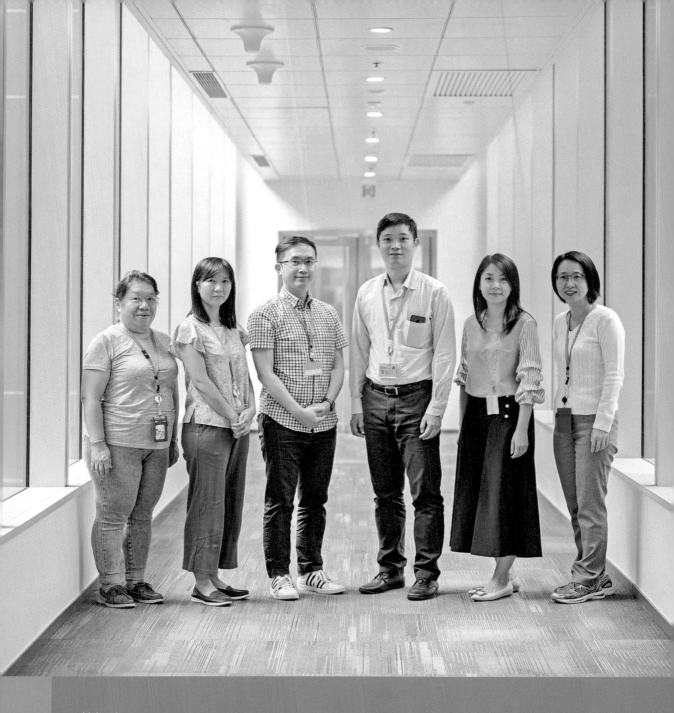

（左起 →）

香港中文大學醫院醫務化驗服務主任	梁婉霞女士
香港中文大學醫院資訊科技首席經理	趙美璇女士
香港中文大學醫院業務支援高級經理	林少鴻先生
香港中文大學醫院供應及採購高級經理	高永雄先生
香港中文大學醫院人力資源首席經理	鄧麗婷女士
香港中文大學醫院首席放射師	趙美芳女士

把拼圖緊緊連在一起
造就一幅美麗的圖畫

提到醫院，大家最先想起的可能是醫生和護士，但一間醫院得以運作暢順，為大眾提供優質可靠的醫療服務，背後其實有賴不同部門及職系的員工各司其職。就如中大醫院的一班同事，就像一幅拼圖，雖然大家的背景截然不同，負責的工作各異，但只要大家各自發揮所長，彼此互相學習、互相磨合、互相砥礪，跨過一個又一個的難關，有如一塊塊有凹有凸的拼圖，互相扣連，交織成中大醫院的美好願景。

在中大醫院負責行政工作的業務支援高級經理林少鴻，可說是見證籌辦中大醫院這個「夢」的開端。他在2013年中加入中大醫學院，當時中大正研究開辦一間私營教學醫院，林先生獲委派參與這項重大計劃。由準備計劃

> " 由於各部門分布於不同樓層，涉及的搬遷紙箱數以千計。 "

築夢

書、向政府申請貸款、到大學正式成立醫院策劃處，林先生都參與其中，更在2018年由大學轉到中大醫院任職，協助開院事宜，為不同部門提供行政支援。「儘管我沒有醫療行業的背景，卻能夠深入參與一間新醫院的策劃工作，實在是十分難得，而且中大醫院有很多經驗豐富的同事，與他們工作及互相交流的時候，我能夠從中獲得啟發。」林先生特別提到中大醫院同事十分團結，猶記得在2020年10月各部門準備遷入醫院大樓，林先生須統籌整個搬遷行動，由於各部門分布於不同樓層，涉及的搬遷紙箱數以千計，整個搬遷行動存在一定困難。幸得一眾同事齊心協力，設計好各項運送流程，最終整個搬遷行動圓滿結束。

> " 感恩這份工作讓我認識到最先進的造影儀器，同時可以與採購部主管和醫學物理學家合作，從而全盤考慮和決定哪些儀器是最適合和照顧到病人的需要。 "

負責採購工作的供應及採購高級經理高永雄則指出，以往在商業機構任職時，多是依從建立已久的採購程序，但加入中大醫院後，卻要就不同的醫療儀器、醫院消耗品制訂採購程序及標準，過程中需要與各部門的用家緊密溝通，了解他們的具體需要。「最難忘是參與為中大醫院建立第三方物流系統，將醫院整個倉庫管理外判。當時我們只有五十多名員工，很多重要的醫療部門同事仍未加入，但已經需與承辦商決定倉庫面積、空間布局、存貨種類等，幸好在各部門群策群力下，終能順利完成這個項目。」

中大醫院作為一所全新的醫院，誠如高先生所說，在規劃到投入服務的過程自然充滿變數，但同時亦給予同事難得的挑戰機會，醫院的首席放射師趙美芳對此也有深切體會。趙女士之前於公立醫院服務多年，指醫管局對購置醫療器材有嚴謹政策，購買放射儀器需經過不同程序，可能需時以年計。加入中大醫院後，她有機會為醫院採購最先

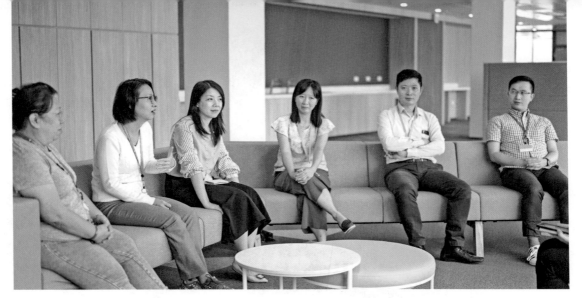

■ 6位來自不同崗位的中大醫院同事分享工作上的難忘點滴，均認為中大醫院讓他們有機會接觸到很多新事物，亦十分享受同事之間互相合作，為共同目標而努力。

進的放射器材，有些更是她過往從未接觸過的，同時亦要協助統籌成立整個放射部門。「感恩這份工作讓我認識到最先進的造影儀器，同時可以與採購部主管和醫學物理學家合作，從而全盤考慮和決定哪些儀器是最適合和照顧到病人的需要。我還學到不少新知識，例如部門的裝修設計如何最方便病人，又或如何與儀器供應商議價，最終讓病人受惠。這些都是全新的體驗。」

同樣曾在公立醫院工作，現為中大醫院醫務化驗服務主任的梁婉霞亦指出，中大醫院給予各部門很多創新的機會。梁女士指早於約2010年左右在威爾斯親王醫院工作時，已得知中大籌劃新私院的構思，當時她十分認同箇中理念，亦曾為新醫院提供過一些意見。她其後獲馮康醫生邀請，加入中大醫院，負責成立醫院化驗部門，包括購置檢測器材及化驗室的空間設計等。「十分感謝中大醫院給予我們發揮的空間，願意讓我們作出很多新嘗試，例如發展較先進的即時檢測服務（Point of care testing），可用作推動精準醫療；又例如日後我們需支

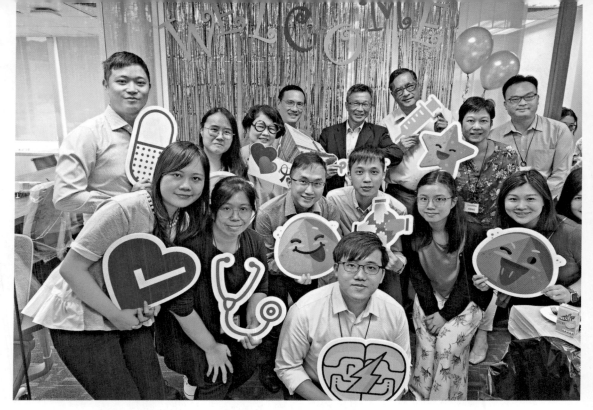

■ 中大醫院的同事雖然來自五湖四海，但仍能團結一致，互補長短，一同跨越不少難關。

援癌症治療的相關化驗工作，醫院也提供了一定彈性，讓我們可探討尋求其他化驗機構合作提供服務，這是以往在公立醫院時未有過的體驗。」談起能發展一整個部門，從器材購置到設計，梁小姐認為十分難忘，亦很感激能為中大醫院貢獻自己的力量。

中大醫院以「智慧醫院」作定位，在資訊科技的應用上有大量創新概念。資訊科技首席經理趙美璇在加入中大醫院前，也曾參與另一間私家醫院的籌備工作，但她指中大醫院的資訊系統十分獨特，龐大而複雜，當中涉及不少連公立醫院及其他私家醫院也少用的新系統。中大醫院總體的資訊系統，將連接到數十個不同的臨床系統，讓醫院內眾多醫療流程及運作程序連結一起。由於各個系統運作方式都不一樣，

中大醫院背後故事

要把所有系統整合在一起，難度可想而知，對資訊科技部門是一大挑戰。「有些十分先進的儀器及系統由外國購入，例如藥劑部的自動藥物分包機，但因疫情等各種原因，儀器遲遲未能運抵，我們無法測試系統，即使同事們很努力找尋其他模擬程序作替代，也不太理想，最終當儀器送抵後，我們要全速安排測試，過程中也十分考驗同事的應變能力。」

> "
> **一班醫院同事即使來自五湖四海，仍能團結一致，向共同目標邁進。**
> "

雖然中大醫院在籌劃過程中遇上了不少困難和挑戰，亦因社會事件和疫情影響了進度，但一班醫院同事即使來自五湖四海，仍能團結一致，向共同目標邁進。負責招聘工作的人力資源首席經理鄧麗婷認為，這正是中大醫院難能可貴之處。「醫院策劃處成立時只有數位同事，到開院時已增加到三百多人。如何配合醫院的不同發展階段，於合適的時間聘請合適同事，固然是一項挑戰，但更大挑戰是如何令不同背景、不同部門的同事，都可貫徹中大醫院的理念，共同實踐醫院的使命，為市民提供可負擔、透明及優質的醫療服務。」鄧女士指可幸同事們都對落實中大醫院的願景充滿熱誠，醫院亦十分重視同事間的互動，經常舉辦不同部門的學習分享活動，促進同事間的溝通，建立團隊默契。

中大醫院的同事們除了在工作上合作無間，更難得的是，同事間洋溢着一份暖暖的人情味。縱然醫院啟用之初，仍有大量事項有待跟進和「執漏」，令同事們都背負不少壓力，但都不忘互相關心及激勵。簡單的一句問好，也可成為鼓勵大家繼續奮鬥的推動力。就像拼圖，若單單看獨立一片的拼圖，難以看得出整體圖案，也無法看透當中的意念，但只要逐塊逐塊拼合，凹凸互補，每塊拼圖緊緊連在一起，最終也將造就一幅美麗的圖畫。相信在大家的不懈努力下，中大醫院亦將會為香港加添一幅有笑、有淚、有溫度、有熱誠的拼圖。

3.4 充滿創新和人情味的築夢旅程

香港中文大學醫院由籌備階段至正式開幕歷時數年，予人感覺「創新」、「新潮」。對於這所嶄新的醫療建築，大眾既有期待亦有懷疑：醫院是治病的地方，怎樣能夠創新、新潮？

> 中大醫院其中一項創新措施，就是在病房每張病床都配置資訊娛樂系統，連接流暢的無線網絡，提供視像探訪功能，如此一來，不但身在醫院的病人可以透過系統與親友視像通訊，就連醫生也可遙距與病人溝通。

不都是一片灰白的牆身，彌漫着一股清潔的氣味和略帶憂愁的氛圍，讓人避之則吉嗎？

2020年11月，中大醫院正式投入運作前夕，幾位年輕熱心的同事分享她們在醫院工作的點滴，她們分別是香港中文大學醫院供應及採購助理經理陳麗瑩、公司秘書處助理經理尹愷彤、高級供應及採購主任顏東明，以及資訊科技行政助理經理方妙婷。聽畢她們的故事，不難發

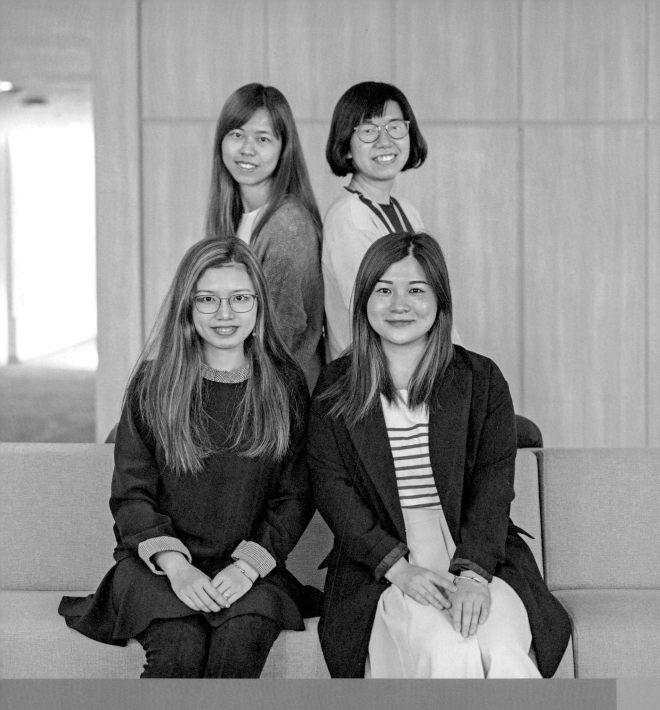

（後排左起→）
香港中文大學醫院高級供應及採購主任　　　顏東明小姐
香港中文大學醫院公司秘書處助理經理　　　尹愷彤小姐

（前排左起→）
香港中文大學醫院供應及採購助理經理　　　陳麗瑩小姐
香港中文大學醫院資訊科技行政助理經理　　方妙婷小姐

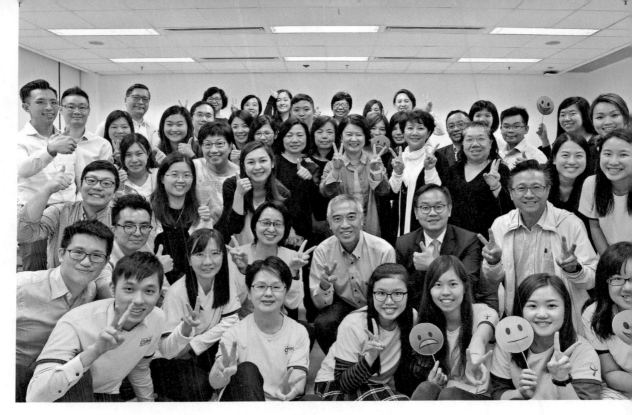

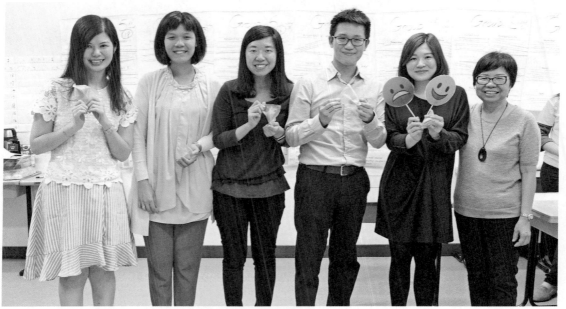

▲▼　富有人情味的工作環境，能提升同事的歸屬感以及對工作的熱誠。

現原來這間大家期待已久的醫院，除了硬件上進行了不少革新，團隊成員之間的情誼也與別不同。

中大醫院一直以「創新」作為設計理念之一，但不少人會疑惑，一所如此規模龐大、繁忙的醫院要以創新的方式營運，真的可行嗎？實際運作能體現創新精神嗎？面對這些疑問，幾位分別在不同部門工作的幕後功臣都信心滿滿，她們的分享更讓人由衷佩服。

新冠肺炎疫情肆虐全球，各地不幸感染肺炎或因其他病症入住醫院的患者，均面對被迫隔離接受治療，無法與家人相見的苦楚。中大醫院其中一項創新措施，就是在病房每張病床都配置資訊娛樂系統，連接流暢的無線網絡，提供視像探訪功能，如此一來，不但身在醫院的病人可以透過系統與親友視像通訊，就連醫生也可遙距與病人溝通。另一個體現創新的措施，是醫院的無紙化運作——無紙化除了促進環保效益，也為醫院的長遠運作省卻不少人力，同時，避免不必要的人手操作更有助減低人為失誤的機會，對於特別追求謹慎、精確的醫療系統至為關鍵。

> 在中大醫院工作最快樂的事，莫過於遇到一群親切友善、親力親為、樂於互相幫助的同事。

創新固然令人趨之若鶩，但沒有前車之鑑，創新之路大概有如摸黑前行，少不免碰壁。中大醫院從大學站外的一片平地，經過一磚一瓦的建設，慢慢成為今天讓人耳目一新的大樓，箇中又有什麼讓人難忘的故事呢？供應及採購助理經理陳麗瑩小姐先分享她的特別經歷，她的工作之一是管理醫療消耗品，也就是平日在醫院那些看似平凡，但背後得來不易的醫療用品。中大醫院採用較嶄新的企業資源規劃系統管理醫院的存貨，當中涉及第三方和內部物流兩個系統，在資源分配上

築夢

殊不簡單。陳小姐指出，由於系統嶄新，沒有人能保證成功，因此同事一直很努力拆解難題，將絆腳石一塊一塊挪去。與此同時，早在醫院正式營運前，大家已預見到未來需要隨時應變，依據實際情況再三改善每個細節，以確保醫院能夠順利運作。

從零開始，雖然能夠有更大彈性，但其實也增添了一些未知之數。談及在中大醫院工作需要有什麼過人特質，幾位不約而同地笑道：「可能是要有邊做邊學的積極心態吧！」這答案反映出她們願意為了中大醫院迎難而上、不斷學習的決心。

> **看到中大醫院的「無敵大海景」、寬敞和明亮的環境，心情也確實舒暢不少。**

築夢的路不能沒有初衷，而中大醫院這個龐大項目也有其初衷：「以病人為本」。前文提及的創新項目，全都有一個共同之處，就是務求每位病人在接受醫療服務的過程中，能獲得舒適、方便和安全的體驗。香港的公營醫療系統長期超負荷，當中最教人困擾的難題之一，莫過於輪候時間漫長。考慮到香港生活步伐急速，提供便捷的服務便成為了中大醫院的一大目標。醫院通過電子應用程式顯示輪候時間，讓病人能夠在所屬看診時間才須到達醫院相關部門，省卻不必要的等候。程式也設置方向或路線提示功能，對不熟識醫院環境的訪客和病人，可說是幫了一個大忙。此外，中大醫院更注重「一站式服務」，致力讓病人和家屬能在同一個地點完成醫療診治、付款及取藥等一切步驟，免卻在醫院東奔西跑的麻煩和勞累。

除了提升醫療服務質素外，中大醫院亦具有優美環境，有助病人迅速康復。「色彩豐富和綠化開揚的設計讓人看了心情愉悅，相信也能鼓勵病人不再對醫院和看醫生有所避忌。」幾位職員均希望，醫院創新

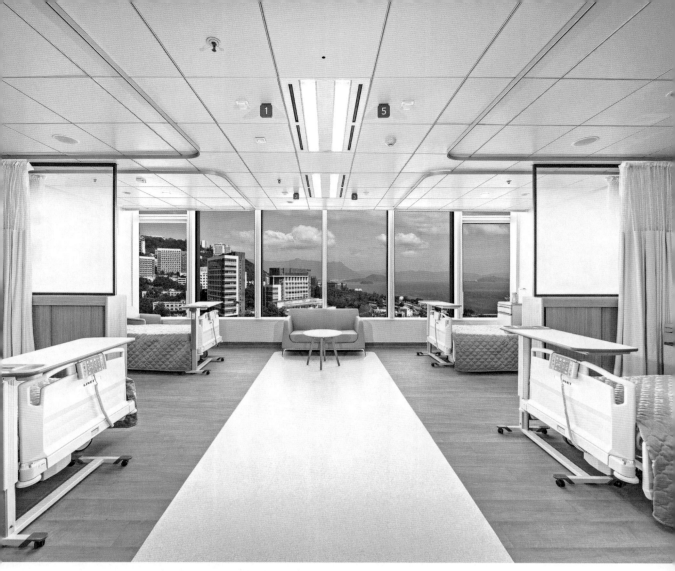

■　中大醫院具有優美的環境，綠化開揚的景觀對病人康復有正面作用。

的場地設計能改變病人對醫院的傳統看法，吸引患者前來求醫，長遠
能降低本港醫療系統的負擔。的確，看到中大醫院的「無敵大海景」、
寬敞和明亮的環境，心情也確實舒暢不少！

築夢

提起「醫院」二字，相信不少人都會馬上聯想到醫護人員忙得不可開交、馬不停蹄地服務病人的畫面，這也可能是為什麼人們對醫院的印象總是「很忙」、「很累」，是個讓人心情緊張及無法放鬆的地方。在醫院工作的前線醫護人員和幕後職員，大概每天也要拖着疲勞的身軀迎戰吧？然而，中大醫院正正打破以上對醫療團隊以及醫院的既有印象，證明醫院也可以是個充滿正能量和人情味的地方。

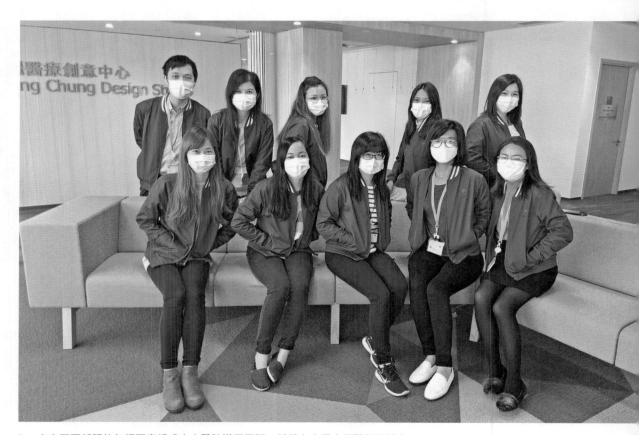

■ 來自不同部門的年輕同事組成中大醫院導賞團隊，希望向大眾介紹醫院的特色。

曾擔任醫院策劃助理經理，現為公司秘書處助理經理的尹愷彤小姐，和曾支援護士團隊行政工作，現轉任高級供應及採購主任的顏東明小姐分享了不少暖心回憶。她們異口同聲地說到，在中大醫院工作最快樂的事，莫過於遇到一群親切友善、親力親為、樂於互相幫助的同事。在這個從零開始的計劃當中，大家很多時候也處於探索階段，因此遇到問題時能有同事及上司分享經驗，在旁支持和鼓勵，是一顆很重要的「定心丸」，不用害怕在作出新嘗試時犯錯和碰壁。尹小姐特別提到一個深刻經歷：她在醫院籌備階段曾身體不適需要接受手術治療，上司及同事一得知消息，紛紛為她提供協助及諮詢醫學意見，在她住院時亦抽空探望、照顧和慰問。這段小插曲，讓她真切感受到中大醫院主張的「以人為本」並不只是個口號，而是她切實體驗到的信念與價值。

富有人情味的工作環境不僅為員工帶來歸屬感，同時也能讓他們對自己的工作更有熱誠，最終能讓整所醫院更有效率之餘亦不失溫暖。此外，醫院的員工培訓重點方向之一，是提供機會以發揮同事多方面的才能，讓他們能按個人的所想所長進行工作輪換，促進團隊的全面發展，進一步提升員工歸屬感。

談到現時對中大醫院的感受，時任設施服務管理助理經理、現職資訊科技行政助理經理的方妙婷小姐笑言：「如釋重負，覺得一切努力也很值得。」從一眾同事臉上滿足的笑容看來，中大醫院的初衷已經逐漸實現！大家都衷心期待中大醫院正式投入服務，讓醫院所有前線和幕後團隊成員能與香港市民分享他們努力多年的成果。

重視細節　精益求精

香港中文大學醫院作為非牟利私營教學醫院,需要在社會責任、優質醫療服務、可負擔的收費及財政自負盈虧等各方面取得平衡,可謂任重道遠。在為香港醫療探尋新路向的過程中,既要勇於探索及作出新嘗試,亦要有堅定清晰的方向和宗旨。作為中大醫院法律總監及公司秘書,張秀芬律師對此有深切體會。張律師及其團隊既要支援中大醫院董事局工作,又要確保醫院每個決策都符合相關法規或制度要求,讓中大醫院可順利履行其社會使命。

> " 人口持續老化,現時香港的醫療系統是不可能持續的。"

張律師笑言,自己當初也沒想過會加入一間醫院工作:「我在英國執業時,工作範疇與金融有較大關係,比較擅長金融事務和資產證券化。後來回到香港,機緣巧合加入香港按揭證券有限公

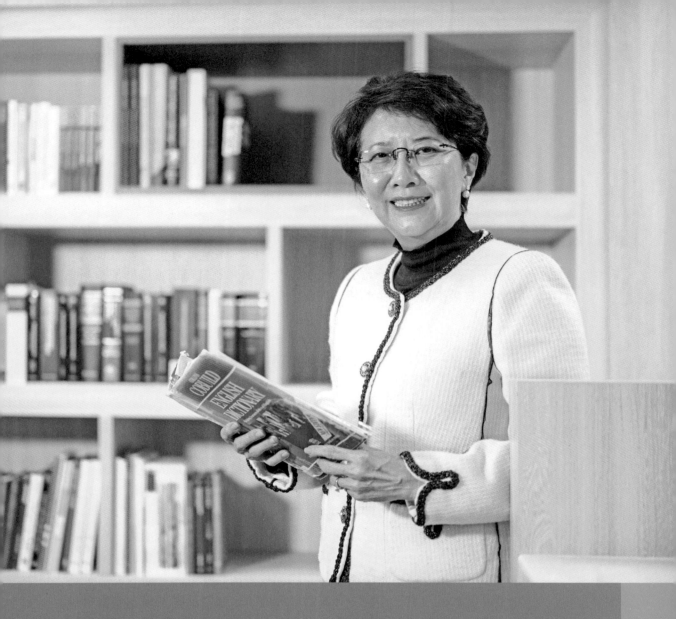

張秀芬律師
香港中文大學醫院法律總監及公司秘書

司，一做便做了近二十年！」按證公司是由香港政府全資擁有的公營機構，由財政司司長擔任董事局主席。而張律師擔任按證公司首席法律顧問及公司秘書期間，先後與四任「財爺」領導的董事局共事，對企業管治及法律事務均有極深厚經驗。

金融與醫療，表面看來是南轅北轍的專業，到底是甚麼原因驅使張律師於 2016 年退休後，決定投身中大醫院？原來當時中大醫院正在籌劃階段，希望物色一位較有資歷的法律顧問及公司秘書協助董事局工作。有董事局成員主動接觸張律師，向她介紹中大醫院的理念，令她決定加入這個別具意義的項目。「人口持續老化，現時香港的醫療系統是不可能持續的。中大醫院正是希望讓公私營醫療趨向平衡，分擔公立醫院的壓力，我覺得十分有意義。」

"
中大醫院成為全港首間採用第三方物流管理方案（Third Party Logistics）的醫院。
"

張律師指出，董事局的首要任務是訂立醫院的定位和方向，讓日後的工作能夠順利進行，不過箇中挑戰甚大，既要確保病人得到高質素醫療服務，也要兼顧大學醫學教育需要，同時肩負推動科研的責任。中大醫院的首要目標不是牟利，而是提供透明度高及可負擔的私家醫療服務，收費主要對中產階層有吸引力，但亦要考慮財政平衡。「在我加入的初期，董事局成員主要是來自中文大學內部，後來我們逐步邀請不同界別的校外成員加入。現時校外成員佔董事局約三分之一，當中既有醫學界專家，亦有商業營運及金融界別的專才，整個董事局的組成更加多元化，可吸納更多不同的聲音，在履行醫院的社會使命之餘，亦可兼顧商業上的需要。」

對張律師而言，最大的滿足感是能運用自己在金融和法律的經驗和知識，協助中大醫院在醫療領域取得突破和創新。其中最令她難忘的，

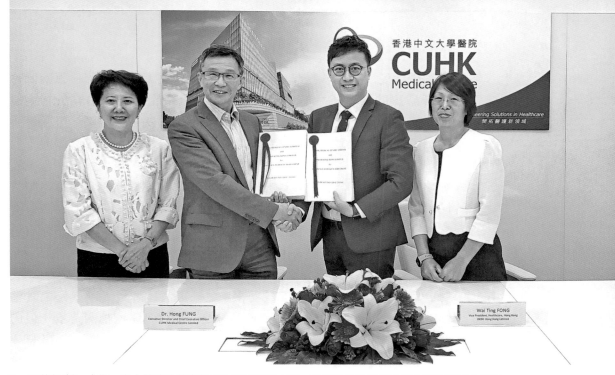

■ 張律師（左一）指，中大醫院為落實第三方物流管理方案，需要與負責管理外置倉庫的第三方機構詳細制訂各項操作規程及標準，確保物資的儲存及補給等，都可符合醫院的運作需要。

是促成中大醫院成為全港首間採用第三方物流管理方案（Third Party Logistics）的醫院。在這套創新的系統下，中大醫院毋須再預留大量空間儲存各類藥品及醫療用品，而是可以委託第三方機構管理外置倉庫。醫院採購的各種醫藥用品，都會先運送到外置倉庫，透過資訊科技系統集中管理。系統會監察醫院內各類醫藥用品的存量，並適時安排物資運送和補給。「這套系統最大的意義，是醫院毋須再預留大量空間作倉庫，可將騰出的空間用作醫療服務，亦可節省管理物資及點算倉存的人手，提升醫院營運效率。」

意念看似簡單，但執行起來其實涉及大量極為繁複的細節。醫院所需的藥品及醫療消耗品不止種類繁多，部分藥物更必須儲存於特定溫度，而物資補給必須準確及到位，才可確保醫院運作暢順。因此，張律師需要與中大醫院各部門的同事維持極緊密的溝通，了解醫院不同部門的運作需要，再與第三方機構共同制訂詳細的操作規程，當中臚列採購、點倉、儲存、運送及補給等各項流程，全都必須一絲不苟，所有字眼都要清晰及準確無誤，以確保符合醫院的運作需求。「這套系統可說是為香港醫院物流管理開創先河。據我所知，在我們作出這項新嘗試後，醫院管理局也很有興趣參考我們的經驗。」

對於能夠參與中大醫院這趟「築夢」之旅，張律師最大感受是醫院整個團隊都滿懷熱誠，即使不少同事與她一樣沒有醫療相關背景，但仍然全情投入這個願景之中，希望以自己的專長，為建構醫院出一分力。她特別享受能與較年輕的同事互相交流，不單能分享自己的經驗，亦能從他們身上獲得啟發。她認為一個機構要健康發展，每個人都應要有 "courage of conviction"，意思是要敢於秉持自己的信念，勇於為認為正確的事發聲，同時亦要坦誠正直。即使討論過程大家或會擦出火花，但只要是建基於事實，且大家同樣為事情着想，終究會推動整個機構進步。

訪問當天，張律師還特地帶同一本「滿布歲月痕跡」的字典。原來她多年來都有一個習慣，就是每當對遣詞用字存疑，便會即時翻閱字典，再三思量每個字詞的涵義和色彩，務求令用字更精煉準確、言簡意賅。之前有數本字典都已因為被她翻閱太多而破損，而她手上的這本，亦已陪她走過七個年頭。「雖然近年我已較多時候改用網上字典，但即使到了今時今日，我每天仍會平均查四至五個詞語，希望自己每天都有進步！」

張律師希望借字典為喻，與中大醫院的同事共勉，尤其希望寄語年輕後進，越是看似簡單的事，其實越不容易，任何技藝都要經過不斷鑽研，才可做到舉重若輕。「首先你要對你做的事充滿熱情，才會有動力力臻至善，就像藝術家不斷琢磨技巧，追求爐火純青的境界。不論你從事甚麼工作，都應該要有這份熱誠和投入，久而久之，身邊其他人也可能會受感染，帶動整個團隊一同砥礪奮進，這亦是我對中大醫院團隊的祝願。」

> "
> 要敢於秉持自己的信念，勇於為認為正確的事發聲，同時亦要坦誠正直。
> "

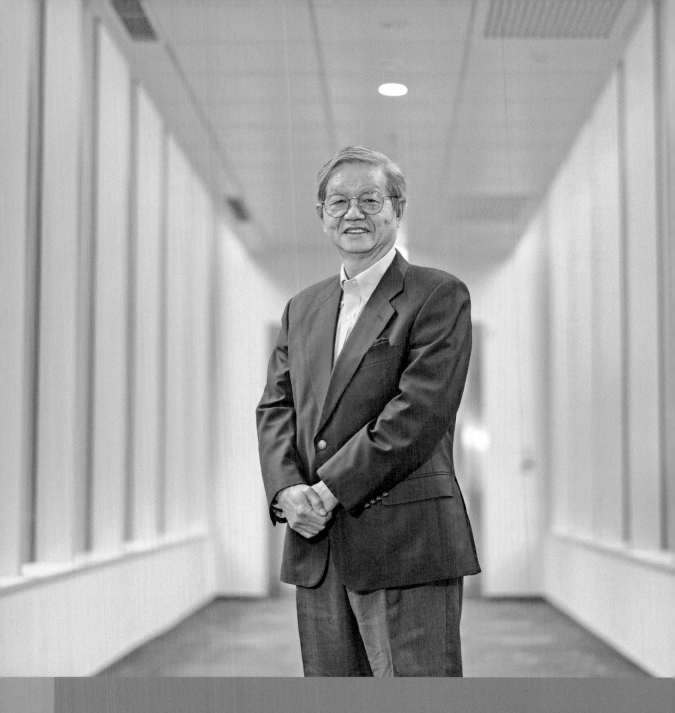

謝錦添博士

香港中文大學醫院董事局成員

摸着石頭過河
開拓創新之路

踏入香港中文大學醫院，寬敞亮麗的大堂就映入眼簾。大堂的巨型電子屏幕播映着河川、山巒等秀麗的自然景觀，和煦的陽光穿透玻璃幕牆，灑落醫院每個角落，一種安寧閒適的感覺油然而生。對於縱橫商界多年的中大醫院董事局成員謝錦添博士而言，這正是理想中的中大醫院：優質舒適、先進創新、充滿人文關懷，背後更盛載着獨特的社會使命，任重道遠。「中大醫院的目標是提供優質、可負擔的私家醫療服務，既要維持高品質的醫療水平，亦要配備各種智慧科技及尖端儀器，但同時收費不能太過昂貴，要從中尋求一個可持續的營運模式，挑戰甚大。」

2016 年，中大醫院仍處於籌劃階段，謝博士就已在馮康醫生的邀請下加入醫院董事局，為機構策略及

> 理想中的中大醫院：優質舒適、先進創新、充滿人文關懷，背後更盛載着獨特的社會使命。

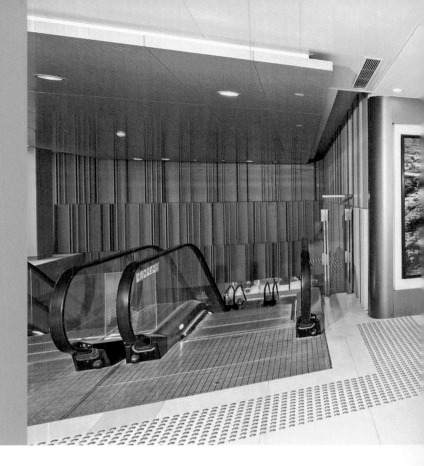

謝博士形容，中大醫院是「由零開始」創造一種新業務模式，必須先有清晰定位，亦要探討如何實踐其獨特的社會使命。

商業管理方面出謀獻策。謝博士具豐富的行政及管理經驗，於1993年加入鹽田國際集裝箱公司擔任董事及總經理，見證鹽田港從一片荒灘，到後來發展成國際知名的貨櫃碼頭，更獲得「全球最佳集裝箱碼頭」的美譽，可謂功不可沒。他認為鹽田港的發展歷程，與中大醫院有不少相似之處，加上十分認同中大醫院的理念，故義不容辭投身這個計劃。「想當年，鹽田港其實就是一個初創企業項目，與中大醫院十分相似，都是由零開始創造一種新業務模式。兩者亦同樣屬於公共事業，承擔服務大眾的社會責任，在財政上亦同樣要自給自足，連起步時的困難也頗為相似。」

> " 目標是提供全新的醫療護理模式（model of care），當中的「care」不僅代表醫療護理，還代表關懷。"

中大醫院背後故事

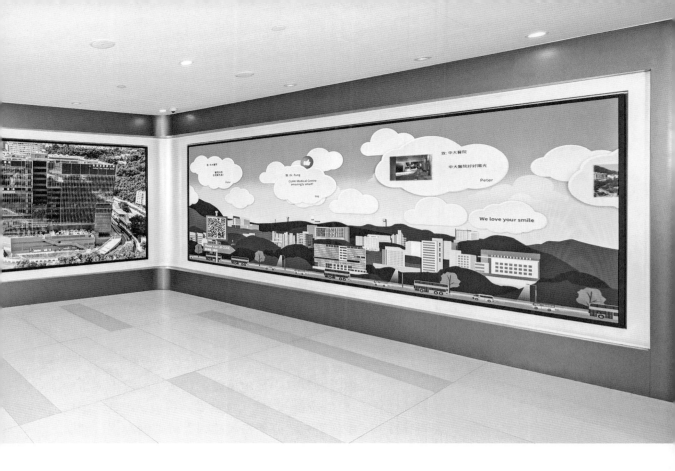

憑藉這份特別經驗，謝博士與來自不同界別及專業的董事局成員，開始為建構中大醫院而努力。與大部分創新事業一樣，中大醫院必須先有清晰的定位，既要思考本身有何與眾不同的特色，亦要探討如何實踐其獨特的社會使命，並需要有通盤計劃，將意念轉化為具體政策及行動。「我們的目標是提供全新的醫療護理模式（model of care），當中的『care』不僅代表醫療護理，還代表關懷。大家都知道公私營醫療失衡，公立醫院不勝負荷，病人覆診只能匆匆見醫生數分鐘。中大醫院希望讓病人感受到關懷，不論服務流程及日常運作，都要落實這種價值。由病人由入院接受治療，不論是診症、檢查、治療、取藥，以至出院後的跟進，都要讓病人和家屬感受到一份親切和專業。」謝

博士指醫院董事局反覆進行多次討論，就是要確立這些醫院的核心價值及文化，再將這些方針貫徹到醫院每個環節，以確保醫院營運沒有偏離當初設定的方向。

令謝博士感受甚深的，是一眾董事局成員縱然公務繁忙，但都對中大醫院的事務十分投入，充滿熱誠，每次會議都積極建言，為醫院發展方向分享真知灼見。「整個團隊來自五湖四海，既有專業醫護和醫學院的專家，亦有金融界專才、商界精英等不同專業人士，大家當然會有不同聲音，但無論討論過程如何激烈，大家最終總是能求同存異，一同向我們的願景邁進。」

中大醫院其中一項重要的創新，是採用嶄新的「定價收費」模式，期望做到每項手術及治療程序都事先定好價格，讓病人毋須擔心住院期間要突然「使多一筆」。謝博士坦言，這套制度完全沒有前車可鑑，中大醫院既要保持優質的醫療服務，又要維持價格於市民可負擔的水平，同時要確保財政上可持續發展，就如「摸着石頭過河」，挑戰和考驗重重。「摸着石頭過河有雙重意思，首先當然是不能失手淹死，不能作無謂的冒險；另一方面，就是我們不能怕下水，要『捨得濕身』，進入市場，了解市場，從而認識市場運作。」

> "
> 摸着石頭過河有雙重意思，首先當然是不能失手淹死，不能作無謂的冒險；另一方面，就是我們不能怕下水，要「捨得濕身」。
> "

謝博士強調，管理策略沒有既定的規則手冊，營運模式構思得再好，還需要到真正實踐後，方能驗證是否可行。此外，新冠病毒疫情的走勢無從預測，為整體經濟狀況及私營醫療市場的未來發展帶來很多不穩定因素。他預期中大醫院開業的首 3 年，將會迎來一段充滿挑戰的關鍵時期。「市場會對這間新醫院如何反應？醫院如何回應社會上不

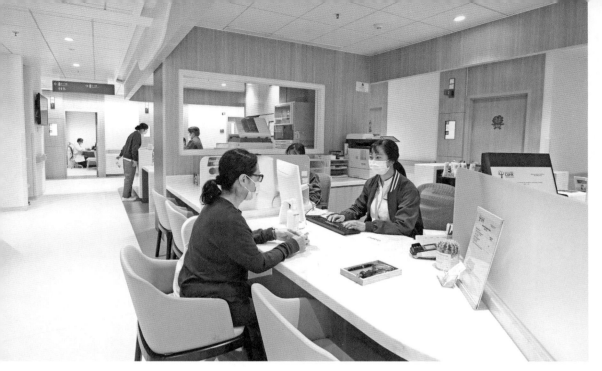

■　中大醫院的目標是提供全新的醫療護理模式，不論在服務流程或日常運作，都要讓病人感受到關懷及尊重。

同持份者的需求？中大醫院要提供高質素醫療服務，價錢方面又要讓普羅市民也可負擔，在商業營運上是否可持續？中大醫院要帶來轉變，要走一條創新之路，便要有面對這些問題的心理準備。」雖然前路充滿挑戰，但謝博士對中大醫院的前景亦有無比的信心，他形容中大醫院擁有一支「有腦、有心、有力」的團隊，相信醫院上下定可克服各種挑戰，開創嶄新的醫療領域。

對大多數人而言，2020年可能是失去色彩的一年。突如其來的疫情，難免令人對未來產生疑惑，再好的計劃也追不上變化。對中大醫院而言，旅途上或會遇到不少障礙和困難，但誠如謝博士所言，只要確立清晰的目標，堅守當初定下的方向，中大醫院最終必可實現理想中的願景。

築夢

在「追求卓越」與「商業營運」中尋找平衡點

陳力元教授是腸胃肝臟科專科醫生,亦是中文大學醫學院畢業生,在中大醫學院從事醫學教育與研究多年,現時是中大醫學院(名譽)臨床教授、中大肝臟護理中心榮譽及創會主任,可說與中大結下不解之緣。陳教授說,早於2003年左右,其實中大醫學院已曾經萌生過營辦私營醫療服務的想法。因為中大醫學院擁有不同範疇的專才,希望運用人才優勢,建立一個私家醫療平台,彌補公營醫療因制度和資源限制而未能提供的服務。直到2014年,中大與政府就設立中大醫院達成共識,陳教授亦獲邀請參與醫院的前期籌劃工作。

陳教授當時是中大醫學院外務副院長,在醫療和教育以外的另一項專長就是溝通,因此陳教授於醫院籌

> " 大家把各自對中大醫院的期望寫上便條紙,然後貼在牆上。陳教授對當時的畫面歷歷在目,因為牆上都貼滿大家對中大醫院的憧憬和期盼。 "

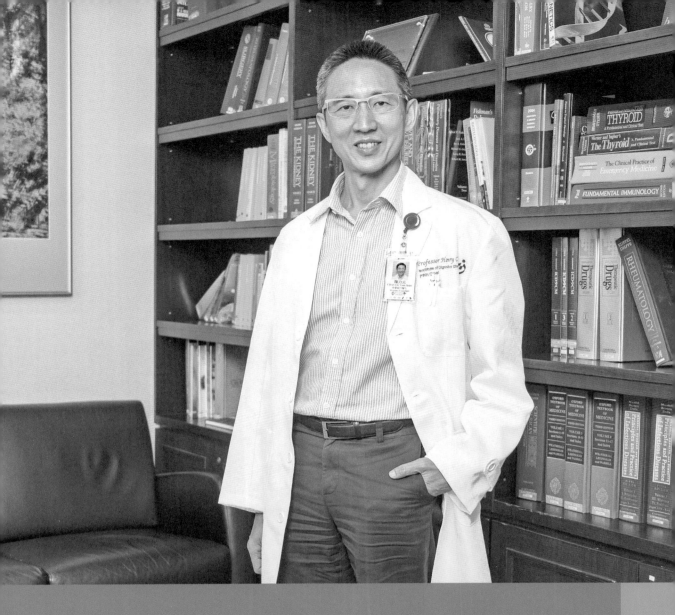

陳力元教授

香港中文大學醫學院（名譽）臨床教授

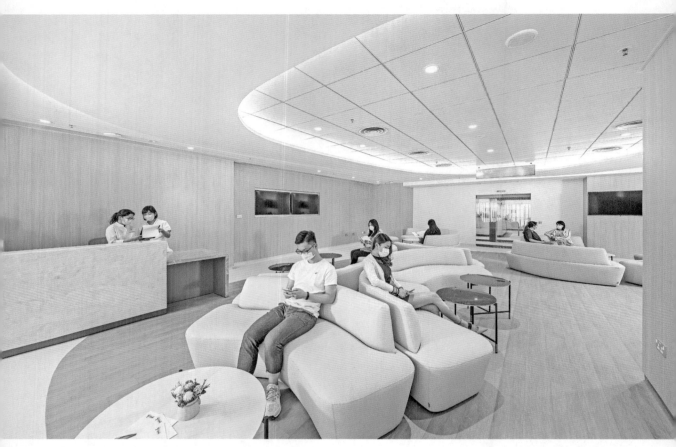

■ 陳教授認為，中文大學的品牌在社會的認受程度頗高，若中大醫院能在病人及醫療行業內建立良好口碑，對醫院營運十分有幫助。

中大醫院背後故事

備階段，也有就對外溝通及聯絡的工作提供意見。「大學醫學院的聯絡對象多是國際學術機構。中大醫院的溝通對象則較廣泛，需要與本地不同持份者溝通，包括市民大眾、公營和私營的醫療同業以及政府不同部門，還有中大內部持份者，例如教職員、學生、校友等等。我們需要聆聽各方對中大醫院的期望，從而為醫院發展制訂方向。」

為了解社會各方對中大醫院的期望和意見，陳教授指當時曾協助馮康醫生舉辦多次工作坊，廣邀大學及醫療界人士一起「腦震盪」。當時大家把各自對中大醫院的期望寫上便條紙，然後貼在牆上。陳教授對當時的畫面歷歷在目，因為牆上都貼滿大家對中大醫院的憧憬和期盼。「當然大家對醫院都有不同期望，有些人認為最重要是優質的醫療服務；有些則認為要具備最頂尖的醫療技術；有人則認為中大醫院應該服務普羅大眾，收費應是大部分人也能負擔。坦白說，我當時也覺得，怎可能全部都做得到？」

> 中大醫院要成功實踐其社會使命，首先必須能夠在市場上生存。

對於陳教授而言，他認為中大醫院作為大學的教學醫院，應該以「追求卓越」為目標，為市民提供最高品質及最先進的醫療服務。不過，作為一間私營醫院，中大醫院亦要兼顧商業營運的需要。然而，中大醫院亦不是一般私營機構，而是有其社會使命，因此收費方面亦要考慮市民的負擔能力。如何兼容這些看來南轅北轍的理念，挑戰甚大。經過多年的磨合和討論，參考了不同意見後，中大醫院訂立了清晰的發展方針及願景，設計出一套既有質素保證，亦兼具價格透明度的營運模式。

陳教授多次強調，中大醫院要成功實踐其社會使命，首先必須能夠在市場上生存。由於他本身對醫療及商業如何取得平衡十分有興趣，更

為此修讀高級管理人員工商管理碩士課程，因此亦有就中大醫院的商業營運模式出謀獻策。陳教授指中大醫院與其他私家醫院不盡相同，基於中大與政府的協議，中大醫院需要為一定比例的住院服務提供套餐形式的「定價收費」，亦承諾將來會接收一定數量由公立醫院轉介的病人，以減輕公營醫療的壓力。這種模式可謂前無古人，同時亦對中大醫院的營運帶來一定挑戰。「中大醫院的服務既要優質可靠，收費又要透明及可負擔，同時要償還政府貸款，因此必須找到商業上能夠生存的方法。」

在醫院的專業團隊反覆研究下，中大醫院終於設計出「定價收費」的模型，並相信這套模式在商業運作上是可行的，陳教授亦相信這套從未有人嘗試過的創新定價模式，將成為中大醫院的一大賣點。他解釋，現時不少市民都覺得私營醫院收費不夠透明度，病人往往難以比較價格，出院時的賬單亦可能與入院時的預算有落差。中大醫院採用的「定價收費」模式，則可為每項住院治療程序都事先定好價格，讓病人心中有數，增加他們使用私營醫療服務的誘因。「這是一項很大的創新，希望做到每項手術都明碼實價，病人入院時預算的價錢，就是真實的價格。當然，是否真正可行，仍要待實施後才能驗證，亦要視乎醫生對這套收費模式的認受程度。保險公司亦是十分重要的持份者，若他們認同定價收費具吸引力和競爭力，亦可更準確預測風險，便可推出相應的醫療保險產品，為市民提供更佳保障。」

> **"**
> **正因為大家對中大的品牌有期望，因此中大醫院在醫療質素方面絕不能妥協。**
> **"**

陳教授認為，中大醫院雖然面對不少挑戰，但同時亦有獨特優勢。他相信社會對於中文大學這個品牌的認受程度頗高，不論是市民或醫療

同業都會認為這個品牌可靠。而陳教授的最大期望,是中大醫院早日達到收支平衡,能夠在市場上自給自足地生存。「正因為大家對中大的品牌有期望,因此中大醫院在醫療質素方面絕不能妥協,若能在病人及醫療行業內建立良好口碑,對醫院營運將大有幫助。加上優質的服務以及具透明度的收費,我有信心中大醫院可逐步建立穩定的客源,在質素與營運之間取得平衡。」

中大醫院由構思到成形,由最初苦無頭緒,到逐步建立共識,再經歷實行上的困難,到醫院終於正式啟用,陳教授就如一個懷胎十月的母親看着心血結晶誕生,深受感動。他滿懷信心,即使未來遇上更多考驗和挑戰,中大醫院的團隊都定必能攜手跨過。

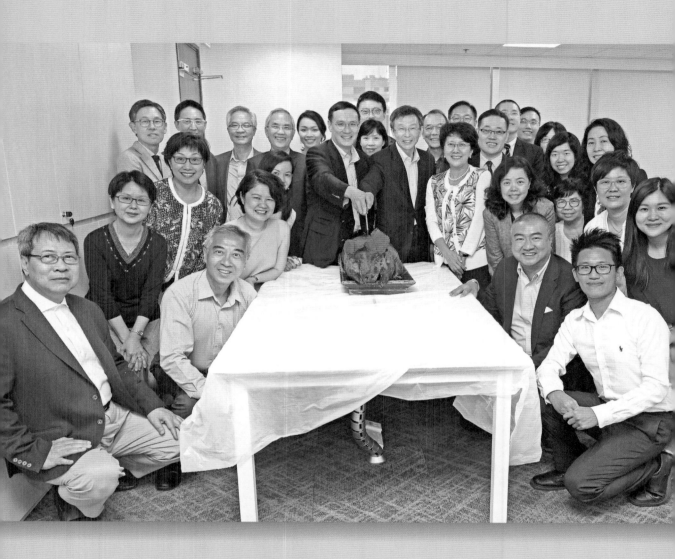

	1
1	2
	3

1　隨着中大醫院策劃處的團隊日漸壯大，院方於 2017 年中開設石門辦事處。

2　中大醫院於 2017 年底批出醫院資訊系統及整合合約，為邁向「智慧醫院」的目標奠定基礎。

3　與承建商於 2017 年中簽訂「設計及建造」工程合約。

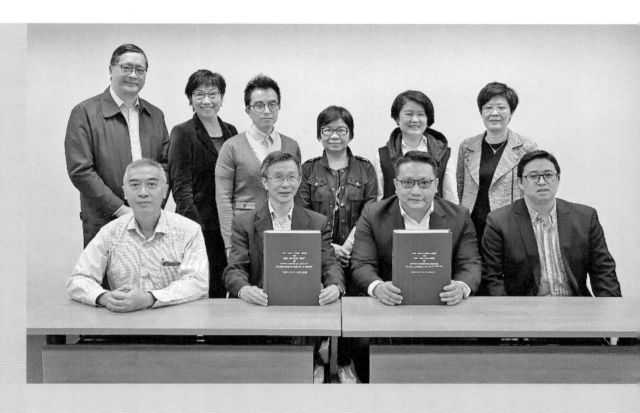

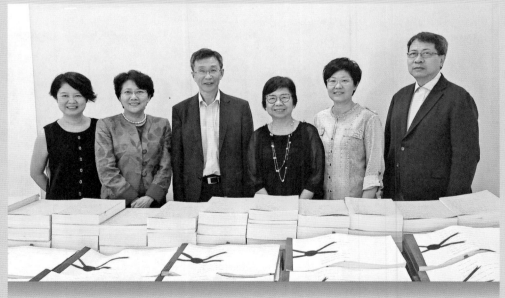

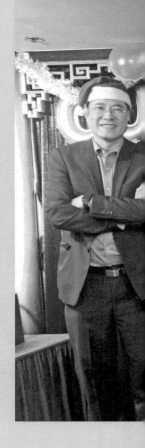

| | 2 |
|1| 3 |

1　不同部門和崗位的同事都無分彼此，團結
　　一致為中大醫院的願景付出。

2　中大醫院十分重視同事之間的團隊合作，
　　管理層亦不時舉辦各種活動與同事交流。

3　醫院團隊於 2020 年 10 月正式遷入新落成
　　的醫院大樓，同事難掩興奮心情。

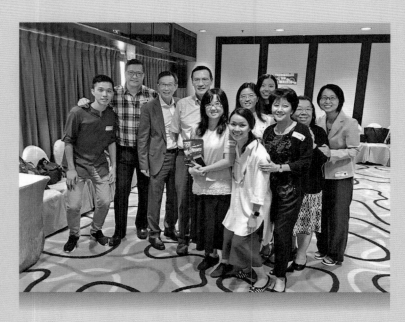

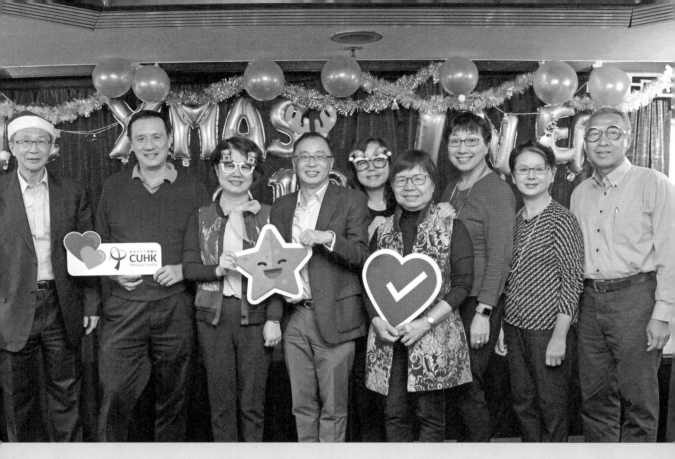

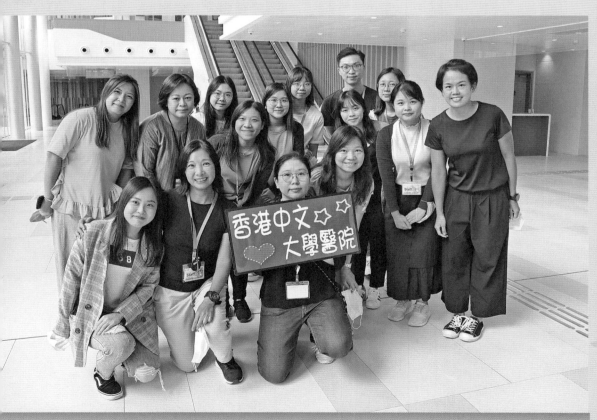

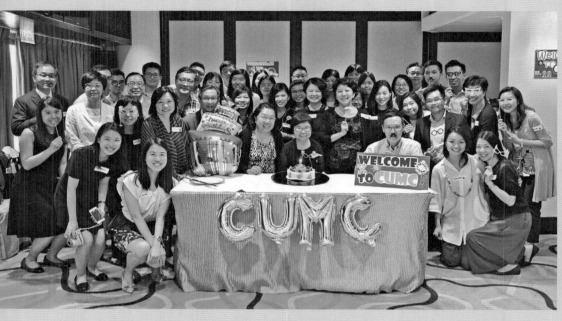

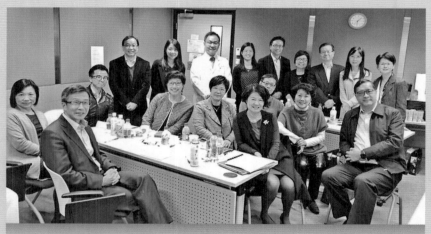

1 : 3
2

1　來自五湖四海的同事,都因為受中大醫院的理念吸引,加入成為「築夢」團隊的一份子。

2　籌劃建院期間,醫院團隊召開過無數次會議,經過反覆的討論及研究,逐步訂立醫院發展方向及策略。

3　中大醫院於 2020 年 9 月舉行首個質素及安全日,提升員工在醫療安全及病人安全等各方面的意識。

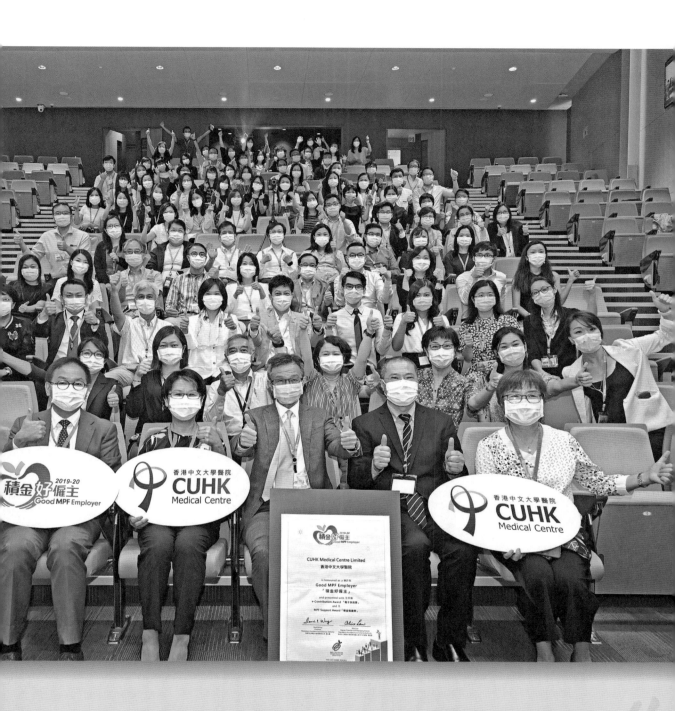

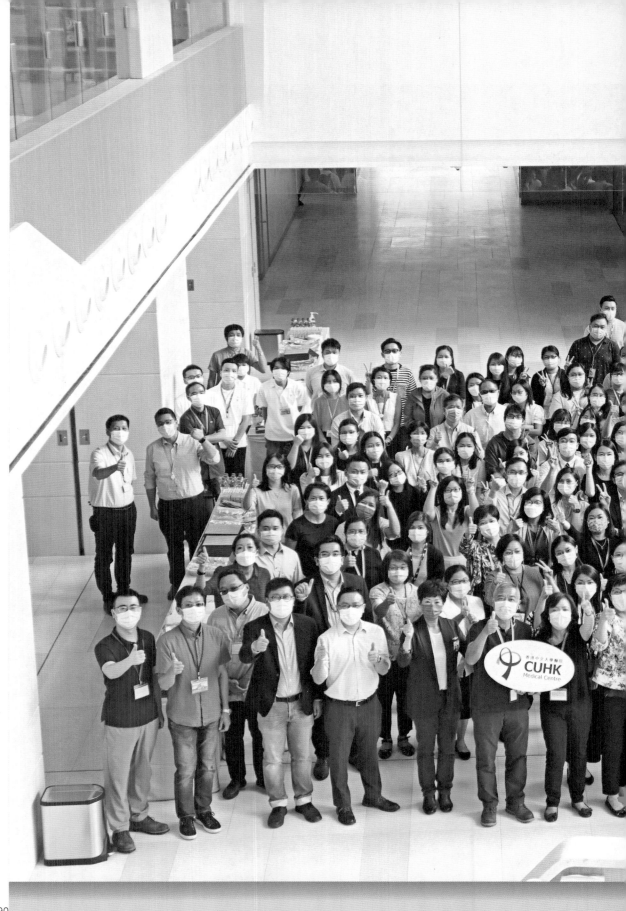

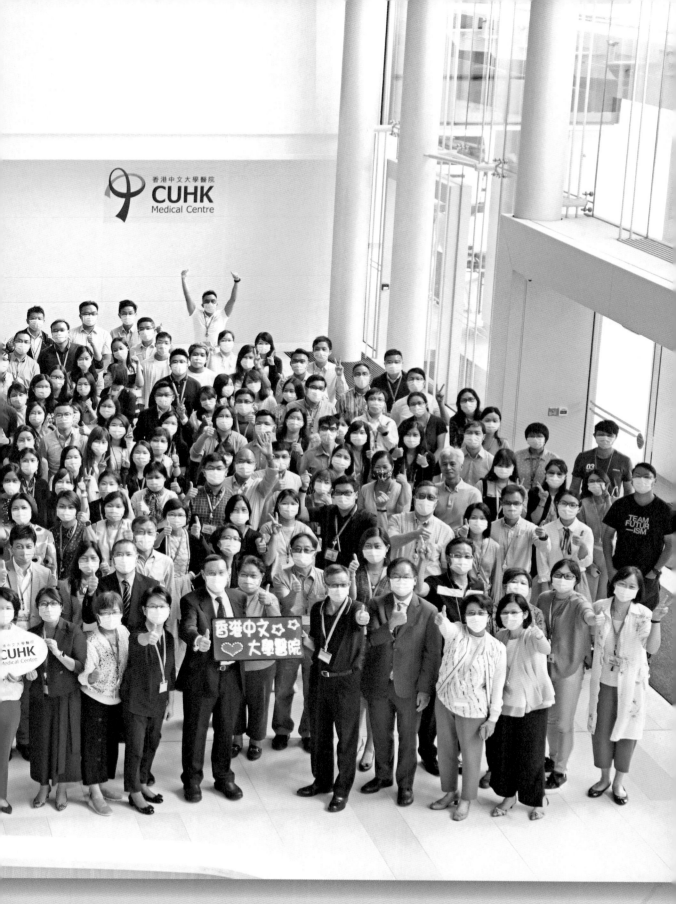

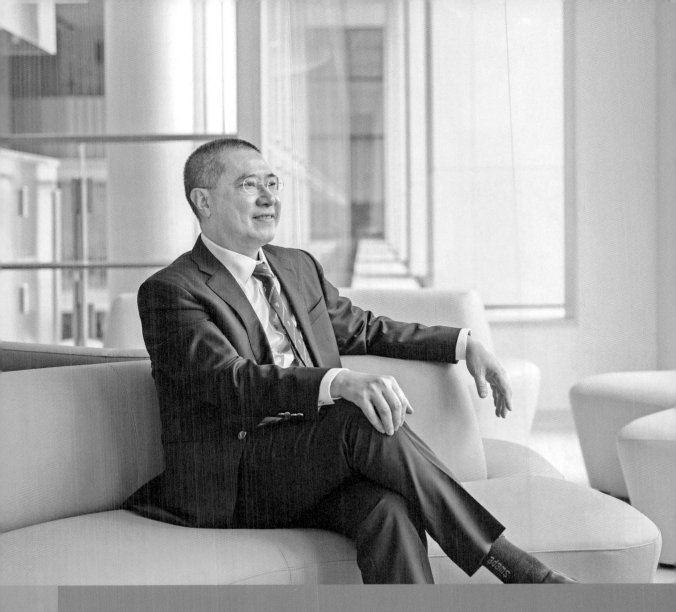

賴寶山教授

香港中文大學醫院質素及安全醫務總監

透過醫院強化同學的訓練和實踐

賴寶山教授自九十年代從中大醫學院畢業後，便一直於中大的教學醫院威爾斯親王醫院的外科部門服務。他亦是醫院管理局「手術成效監控計畫」指導委員會總監，擁有豐富的醫療行政經驗。賴教授作為中大醫院的質素及安全醫務總監，自中大醫院籌備以來已是團隊一分子，全力支持這所全港首間由大學全資擁有的私家醫院。

> **醫療服務其中一項重要原則為「公平」，如果因某些病人經濟能力較高，而犧牲其他病人的利益，無疑有違醫者的責任。**

賴教授表示，加入中大醫院與他在公立醫院的服務經歷有莫大關係。在威院工作，他不但要服務在公立醫院輪候的病人，亦有機會接觸醫院內的私家診所病人。私家病人往往需要付出比公立醫院標準收費更高的醫療費用，

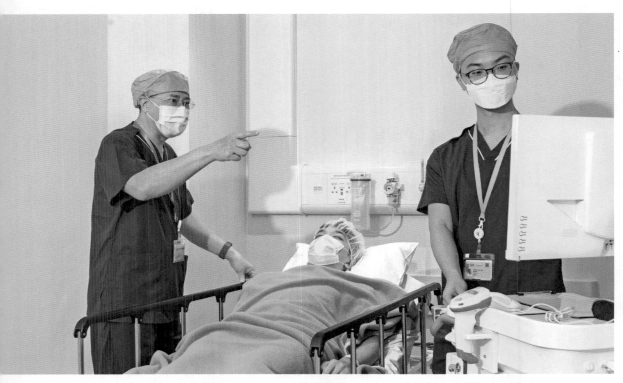

■ 賴教授指安全是整個治療過程的核心，他會將過往在公立醫院的相關經驗，轉化和應用於中大醫院。

自然亦要求得到更多和更快的服務。然而，醫療服務其中一項重要原則為「公平」，如果因某些病人經濟能力較高，而犧牲其他病人的利益，無疑有違醫者的責任。但要求私家病人長時間輪候，從病人角度而言亦不切實際。

賴教授表示，他曾擔任醫院手術時間表的負責人，不時面對這左右為難的情況，需要平衡雙方利益。同時，這亦反映本地病人對醫療服務需求殷切，但因私營市場收費不透明而卻步，選擇返回公立醫院輪

候，形成惡性循環，進一步增加輪候時間。在公立醫院服務近三十年，賴教授目睹香港公私營醫療服務之間存在鴻溝，令病人未能得到理想治療。適逢中大醫院矢志革新醫療服務模式，令更多病人能接受可預算的私家醫院服務，賴教授便義無反顧地加入團隊，希望為病人及社會作出貢獻。

賴教授解釋中大醫院的理念，表示希望醫院成為公私營醫療市場的橋樑，為全港病人提供多一個優質醫療服務選擇，並減輕公營醫療系統的壓力。因此，中大醫院的收費將會以高透明度及可預算為目標。為達至這目的，中大醫院除了會設計具競爭力的服務計劃外，亦會全力配合政府的自願醫保計劃，與不同保險公司合作，在自願醫保的框架下，共同設計能夠全面覆蓋病人住院期間收費的保險方案，將開支減到最低，從而真正令病人甚至整個社會受惠。長遠而言，賴教授希望這個模式能持續發展，所得盈利能用以支持醫學院的研究工作，推動醫療創新和進步，相得益彰。

在傳統醫學教育課程中，醫科生只會到醫學院的公立教學醫院進行臨床學習，缺乏機會了解私營醫療機構運作。公私營醫療模式在各方面都有不同之處：公立醫院的資源集中在專科服務，但現今醫學講求全人醫療，重視基層醫療和家庭醫學的服務和培訓，學生往往較難在公立醫院的臨床實習期間接觸相關課題。有見及此，中大醫院自籌備以來，便定位為一間能進行醫學教育的醫院。賴教授作為醫學院醫學教育處的前總監，表示加入中大醫院的願景之一，是希望透過醫院強化同學的訓練和實踐，亦增加學生在私營醫療模式下的學習體驗，加深他們對現今醫療系統的了解。

> " 在傳統醫學教育課程中，醫科生只會到醫學院的公立教學醫院進行臨床學習，缺乏機會了解私營醫療機構運作。"

中大醫院在籌備之初，得到政府的支持，亦訂下相關服務承諾，要預留一部分病床以非牟利方式服務公立醫院的病人。不少人都關注，這承諾對一所私家醫院而言會否難以實行。賴教授明言，任何事都有挑戰，而基於合約精神，亦必須履行相關服務承諾，當中的關鍵在於嚴格及精準控制成本，以達至收支平衡。他補充，中大醫院會一視同仁，絕不會向由公立醫院轉介的病人提供次等服務。反之，他認為這是一個建立中大醫院品牌、口碑及形象的契機，透過為所有病人提供優質的醫療服務，從而吸引更多有需要的病人考慮到中大醫院接受治療。

> **期望能把過往在公立醫院的相關經驗，轉化並應用於中大醫院，希望最終能產生「鯰魚效應」。**

賴教授指出，中大醫院成立的願景是希望為病人提供更好的醫療服務，並改善現今的醫療模式，意義重大。因此，雖然好一段時間要肩負外科學系、醫學教育處及中大醫院三方面的工作，他亦樂意全力支持。賴教授說自己作為天主教徒，相信主安排他來到中大醫院這個新崗位服務，是一份美好的禮物，希望能夠在另一層面幫助更多有需要的病人。

賴教授在公立醫院服務多年，一直擔任前線醫生，對於即將由手術室外科醫生轉變為中大醫院醫務總監，他很慶幸自己曾在大學和醫管局擔任多個行政職位，包括外科部門主管及醫管局的「手術成效監控計畫」指導委員會總監，令他在管理醫療質素和安全方面累積不少經驗。現今社會中，醫療安全可謂整個治療過程的核心，因此賴教授期望能把過往在公立醫院的相關經驗，轉化並應用於中大醫院，希望最終能產生「鯰魚效應」，推動整個私營醫療系統提升服務質素和安全，令病人受惠。

中大
醫院
背後故事

對賴教授而言，能夠從中大醫院計劃剛開始就參與其中，機會實在難得。他坦言，這個項目能推動本地醫療發展，成效有別於以往作為外科醫生，只能專注於眼前的病人。賴教授衷心希望，中大醫院訂立的目標和計劃得以付諸實行，為社會帶來正面影響。

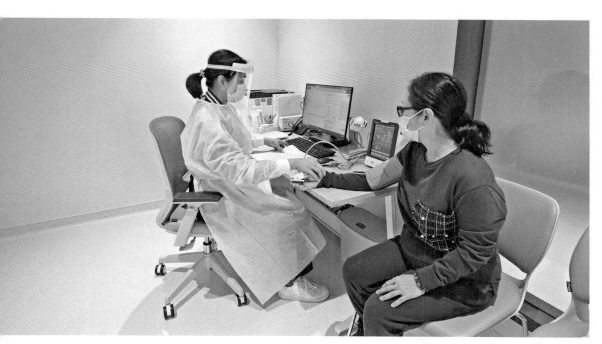

■　賴教授希望中大醫院能成為公私營醫療市場的橋樑，為市民提供多一個優質醫療服務選擇。

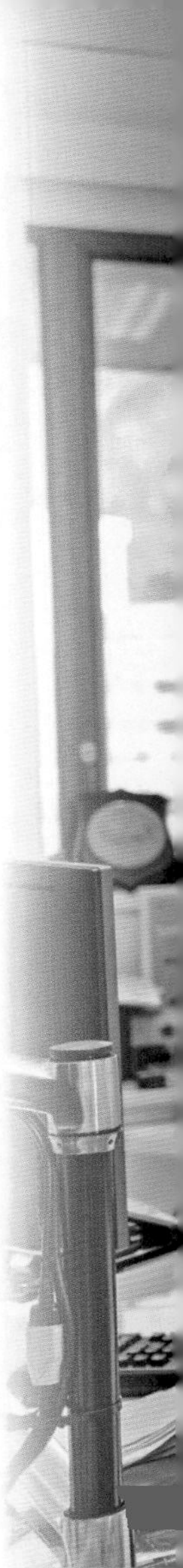

3.9 凝聚熱心專業團隊 共建嶄新醫療平台

香港中文大學醫學院矯形外科及創傷學系教授兼學系主任容樹恒教授行醫數十載，一路上不斷奮進，碩果纍纍，曾獲香港十大傑出青年嘉許等榮譽。容教授兼顧臨床、教學、前線科研工作與社會服務，尤其在運動醫學方面建樹頗豐。現時他身兼醫學院助理院長、骨科部門主任、進修深造文憑主任等諸多要職，工作已非常繁忙，為什麼還願意與香港中文大學醫院攜手並肩，踏上新的征程呢？

西裝筆挺的容教授生活忙碌充實，行程總是密密麻麻，但依然充滿活力和熱情，談起中大醫院更是滔滔不絕，如同說起自己心愛的作品一樣。容教授表示，數年前已開始與馮康醫生討論，中大醫院應該提供什麼服務，才能填補公私營醫療服務的不足。他當時亦開始參與骨科和運動醫學範疇的籌備工作，構思團隊需

> " 新的醫院不只是新的團隊和設施，最重要的是希望為香港的醫療體系帶來實驗性的嶄新營運模式。"

中大醫院背後故事

198

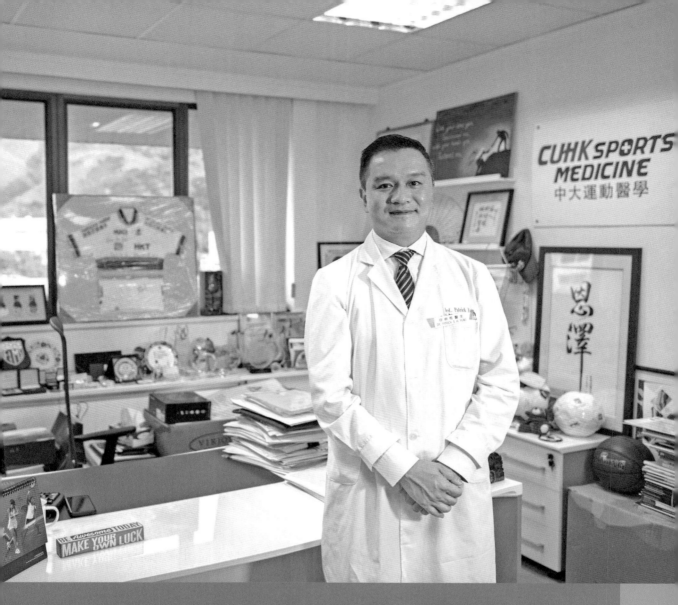

容樹恒教授

香港中文大學醫學院矯形外科及
創傷學系教授兼學系主任

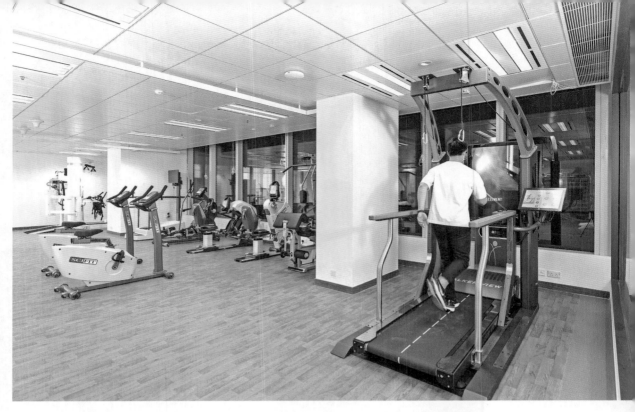

■ 中大醫院可提供一個新平台，集合不同專業人士，透過跨團隊協作提供較全面的運動醫學服務。

要的人才，並不斷邀請志同道合的醫生加入。新的醫院不只是新的團隊和設施，最重要的是希望為香港的醫療體系帶來實驗性的嶄新營運模式。在現行體制下，私營醫療服務的選擇多而複雜，時常讓病人眼花繚亂，無法清楚了解自己將要接受的治療；而公營醫療則往往意味等候時間漫長，治療的方式和範圍也有限。有見及此，中大醫院的核心理念是以病人為本，透過可靠的醫療團隊為病人提供高效率、優質和明碼實價的服務。

思考到如何分擔公營醫療系統的壓力，容教授指出，較為罕見及嚴重的病症，基於所需的資源與費用考慮，較適合在公營的地區醫院接受

治療，而中大醫院將集中進行一些常見而非緊急、住院時間較短、費用中等的診斷和治療。以骨科為例，中大醫院的骨科能夠提供關節置換手術及運動醫學等，讓公營醫院可騰出更多資源照顧情況較複雜的病人。展望未來，容教授期望可透過中大醫院這個新平台，投放更多資源研發以往難以獲得長足發展的專門醫療服務，例如他的專項運動醫學。

運動醫學的發展需要跨團隊協作，包括骨科醫生、物理治療師、營養師、運動物理學家及心理學家等，亦須與社會及體育團體合作，才能深入社區服務市民，但過往難有足夠的資源和專業團隊去推廣這項服務。與傳統的治療相比，運動醫學能夠為患者提供更全面的風險評估和訓練建議，及時找出造成傷害的源頭，並且從運動裝備、訓練習慣、飲食和日常生活等方面作出針對性的細緻評估和建議，全面提升訓練的效率和安全性。容教授希望，新成立的運動醫學中心可以彌補這一缺口，不但服務專業運動員，同時也惠及廣大愛好運動的市民，讓香港的運動醫學能照顧各階層的需要。

提到團隊發展，容教授希望加入的醫生除了能力合適，亦會認同中大醫院的核心理念並懷有熱誠。現在，大部分加入中大醫院的醫生，均與中大以及威爾斯親王醫院淵源頗深，當中有校友，亦有曾經或現在於威院任職的醫生。團隊正在積極探索創新的合作模式，好讓這群優秀的醫生既可以繼續在公院照顧廣大市民，也可於中大醫院服務，同時亦可投身教育工作，甚至參與科研項目。除了應診還能兼顧教學和科研工作，其實是不少私家醫生的夢想，而中大醫院就恰好可以提供這種雙贏的合作機會。

> "
> 運動醫學的發展需要跨團隊協作，包括骨科醫生、物理治療師、營養師、運動物理學家及心理學家等，亦須與社會及體育團體合作。
> "

在教學方面，容教授相信中大醫院能讓中大醫學院的本科培訓更為便利，也期望醫院可以承擔更多專科培訓的功能。他希望中大醫院可於數年內獲得相關認證，成為公立醫院外另一個可提供認可專科培訓的基地。除本地培訓外，容教授亦期望中大醫院以其地利，與中大醫學院合作籌辦海外醫生交流或國際醫學研討會等活動，促進本地醫學發展。

作為一間創新的「智慧醫院」，中大醫院將採用5G網絡及其他嶄新設備，如3D打印技術、機械人手術，甚至虛擬實境，令手術更加精準和高效。同時，醫院亦會引入大數據分析，以治療經驗豐富參考資料庫，藉此加快發展新的治療方法。高速的網絡還可以同時、同步聯繫多方平台，讓更多醫生通過網絡參與手術，提供更全面的意見，提升療效。容教授相信，在不久將來，醫生甚至不用親臨手術室，而是可以透過虛擬實境做手術，指揮遠程操作的機械人在另一端為病人進行精準的治療。學生也將只需坐在教室裏面，單以虛擬實境便能學習手術的過程。

> **在不久將來，醫生甚至不用親臨手術室，而是可以透過虛擬實境做手術，指揮遠程操作的機械人在另一端為病人進行精準的治療。**

位於尖沙咀的中文大學醫務中心，投入服務已有一段時間。容教授特別安排其大學團隊成員到醫務中心提供門診服務，讓同事慢慢適應私營服務的環境，幫助他們更容易投入中大醫院的工作。容教授坦言，開闢一條新的路，需要與很多人一起探索和溝通，實際運作上也有許多困難，包括如何平衡商業營運、服務市民、維持教學及投入科研各方面，但這也讓敢於接受挑戰的他既興奮又期待，尤其是和一班抱有同一信念的人一起奮鬥，令人充滿幹勁。容教授已在公營醫院服務逾二十五年，深切明白公營醫療系統的不足，而

他作為中大校友，對中大能全資擁有一所私家教學醫院深感高興。他了解中大醫院未來將會面對不少挑戰，所以額外希望能多出一分力，服務市民和醫院。

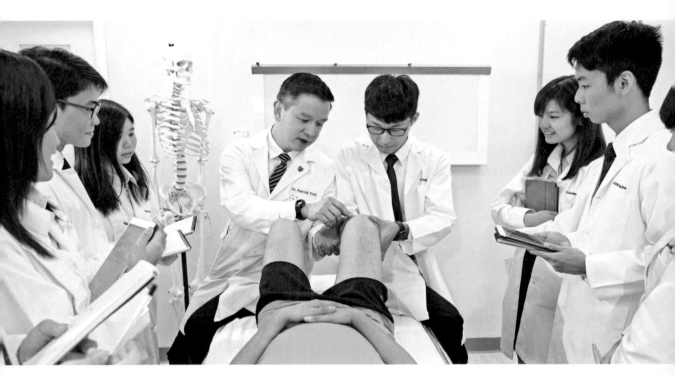

■ 容教授相信中大醫院有利醫學培訓的發展和交流。

3.10 夢想拓荒者
普及優質醫療服務

香港人口老化問題日益嚴重，公立醫院專科門診的新症輪候時間往往需時數月至一年以上，有些地區的內科輪候時間甚至長達三年。眼見公營醫療系統面臨崩潰的臨界點，改革醫療系統刻不容緩。原則上，市民除了公立醫院外，仍可向不同私營醫院或私人執業醫生求診，然而私營醫院收費高昂，而且各院收費不一，不少市民因為擔心醫療費用昂貴而卻步，最終選擇繼續輪候公立醫院。有見及此，能夠做到收費透明且服務優質，便是香港中文大學醫院的使命。

> "中大醫院於2019年策略性地在九龍市區開設首間專科門診醫療中心——香港中文大學醫務中心。"

中大醫院營運總監胡志遠教授服務公立醫院二十多年，對公營系統醫生提供的高質素醫療服務感到十分自豪。然而，由於資源緊絀，再古道熱腸的醫生也

中大
醫院
背後故事

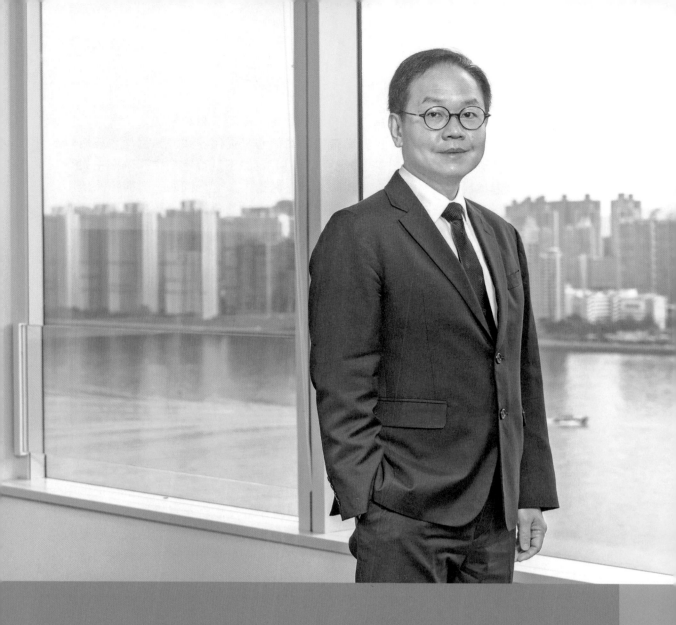

胡志遠教授
香港中文大學醫院營運總監

未能應付香港700萬人口的醫療需要。故此，胡教授加入中大醫院的初衷，正是增強市民對私營醫療的信心，從而達致公私醫療系統有效分流。成立中大醫院並非為了牟利，更加不是否定公立醫院醫生對香港市民的貢獻。相反，現時全球正面對人口老化問題，若醫療系統不再有效分流病人，便會加重公營醫療系統的負擔。胡教授期望嶄新的「定價收費」，能釋除市民對醫療收費的疑惑，鼓勵更多患者使用中大醫院收費透明而合理的服務，達致分擔公營系統壓力的目的。長遠而言，胡教授更希望醫院能起牽頭作用，令更多私營醫療服務機構提升收費透明度，同心改善香港醫療系統，強化公私營醫療合作的夥伴關係，有效分流病人，善用公私營醫療的資源，最終能夠幫助基層市民在公立醫院得到更適切的治療。

> " 怎樣控制醫院成本，怎樣與其他私家醫生和醫療機構合作等，均是新的學習課題；醫務中心正正是個良好的實習機會。 "

醫院的興建工作進行得如火如荼之際，中大醫院於2019年策略性地在九龍市區開設首間專科門診醫療中心——香港中文大學醫務中心。胡教授解釋，由於中大醫院仍未投入服務，醫務中心便成為先頭部隊，率先為市民提供服務，不單可以了解及配合市民需要，更有助建立病人對醫生及將來中大醫院的信任及聯繫，令醫院未來的營運更為完善。醫務中心提供多元化的專科服務，待中大醫院的服務步上軌道後，中心更會引入更多專科，另外亦計劃開設更多醫務中心，方便於不同地區上班和居住的市民求診，務求為市民提供全方位的優質服務。

醫務中心的選址其實也費了不少心思。有別於香港中文大學背山面海，在吐露港旁自成一角，醫務中心位於繁忙的尖沙咀商業中心，交通四通八達，旨在方便各個地區的求診者，包括工作忙得不可開交的

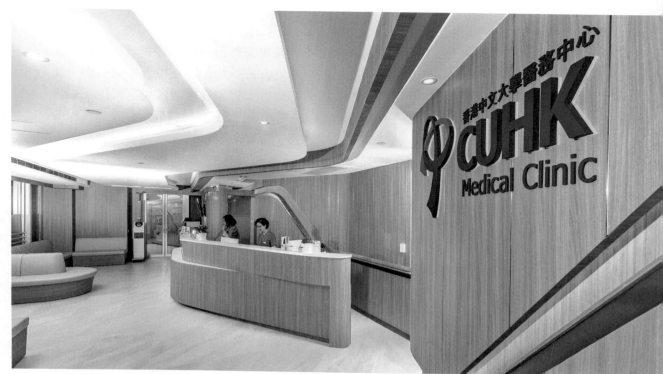

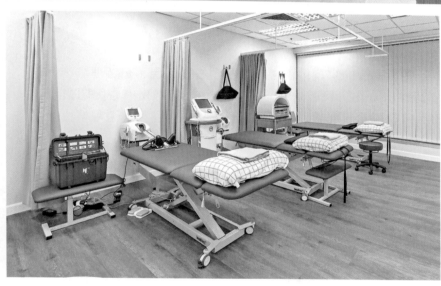

▲▼ 中大醫院於2019年在尖沙咀開設首間專科門診醫療中心「香港中文大學醫務中心」，並於2021年初在同一大廈開設「香港中文大學醫務中心 - 物理治療中心」，為九龍區的市民提供服務。

築夢

上班一族，以及較年長人士等。在醫院營運後，這亦會是一個良好服務點，患者不但可於交通便捷的地方接受診治，在中大醫院進行手術或治療後，亦可選擇到醫務中心覆診，毋須長途跋涉再回醫院。這樣的安排絕對有助鼓勵患者繼續接受術後的跟進，有利康復。

另外，醫務中心也有助中大醫院建立自己的醫療團隊。胡教授指，不少私家醫生也有心回饋社會，而中大醫院正好成為這樣的平台。為結集這批與中大醫院理念一致的醫生，中大醫務中心恰好扮演橋樑的角色，讓醫生在醫院投入服務前先初步了解醫院將來的營運模式。另一方面，醫務中心對醫院日後的運作亦有參考作用。雖然醫務中心的規模與醫院不可相提並論，胡教授卻道出其重要性：由於他一向以大學的教研工作為主，商業營運的經驗不多，怎樣控制醫院成本，怎樣與其他私家醫生和醫療機構合作等，均是新的學習課題；醫務中心正正是個良好的實習機會，讓胡教授可以逐步熟習商業運作，而他亦一直謹慎經營醫務中心，取得持續的發展，從而讓其他醫生對將來與中大醫院合作更有信心。一路走來，他很慶幸不少在私營市場有不錯成績的校友和夥伴，願意和他分享營運心得，令他獲益良多。

以人為本是中大醫院的宗旨，而中大醫務中心亦體現了這個理念，例如因應疫情作出方便市民的安排。2020 年 2 月，醫務中心因明白市民擔心前往醫院或診所覆診可能會增加感染風險，便推出遠程醫療服務，讓患慢性疾病的病人透過視像診症的方式，繼續由醫生協助監察病情發展，避免因缺少跟進而令病情惡化。

胡教授對中大醫院未來的發展充滿信心，並肯定中大醫院能為社會提供可持續且惠及大眾的醫療選擇。他笑言當初不少人也不看好中大醫院，認為在鄉郊地方營運一所非牟利但提供優質服務的私家醫院並不可能，只是個離地的夢想。但隨着中大醫務中心投入服務，業務穩步

發展，並且因應社會需要而推出相應服務和支援計劃，確實令不少人刮目相看。胡教授雖然忙於他的「拓荒」工作，但他強調要做一位貼地的醫生，所以仍然參與臨床工作，親身接觸和了解病人需要。此外，作為中文大學醫學院首幾屆的畢業生，直至今天，他仍堅持在百忙之中抽出時間教導所有六年級醫科生，毫不保留地將自己多年的行醫經驗與後輩分享，務求讓他們學會如何與病人溝通，傳承醫德！胡教授更希望，將來中大醫院可以讓更多中大醫科畢業生加入，持續服務社會，推動醫療革新。

> "
> 推出遠程醫療服務，讓患慢性疾病
> 的病人透過視像診症的方式，繼續
> 由醫生協助監察病情發展。
> "

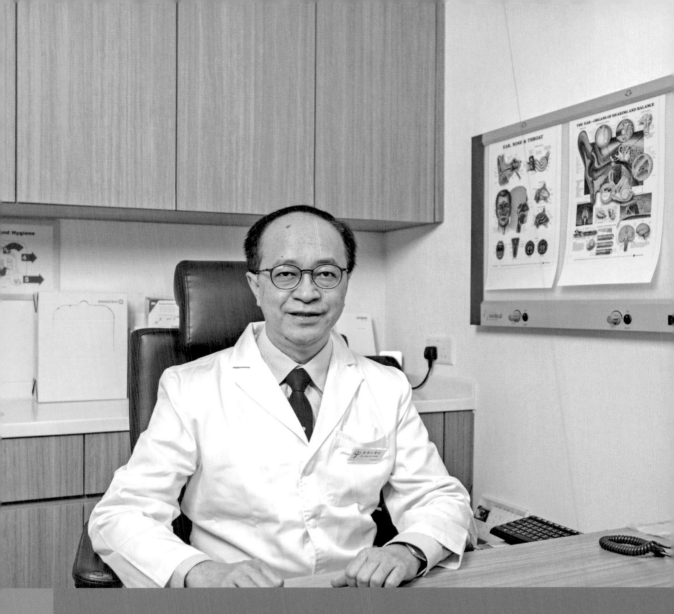

吳港生醫生

香港中文大學醫院耳鼻喉科專科醫生

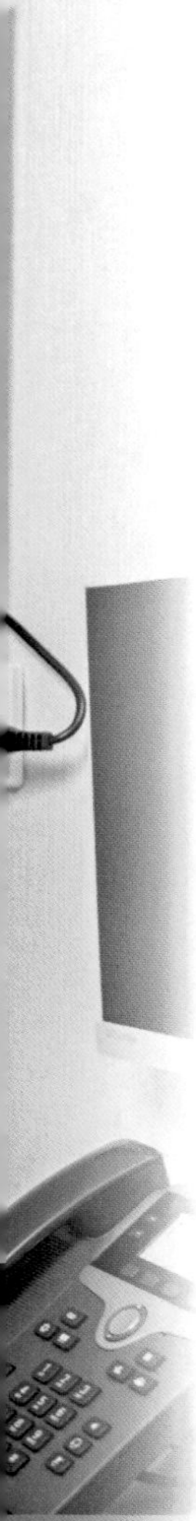

全心投入醫學
化不可能為可能

吳港生醫生為香港耳鼻喉科醫學院前主席,現為香港中文
大學醫學院耳鼻咽喉－頭頸外科學系臨床專業顧問,也是
在威爾斯親王醫院奉獻了三十多年
的開荒醫生之一,見證醫院由成立
到今天的一點一滴。從醫管局退休
後,吳醫生心中仍懷着一團火,便
決心加入香港中文大學醫務中心,
繼續他的行醫之路。

> " 醫務中心的耳鼻喉科配置
> 是由零開始,如流程設
> 計、購買及裝置所需儀器
> 等,過程中難免會遇到挑
> 戰。 "

吳醫生在1983年於香港大學醫學院
畢業後,加入了威爾斯親王醫院的
外科部門。外科其實並非他首選志
願,於是便聯同其他面對同樣情況
的醫生,主動約見系主任李國章教授,坦白表述自己的想法
及計劃。李教授當時很理解他們的心情,並表示若日後出現

他們心目中的理想職位，會支持他們去爭取，同時亦說了一番令吳醫生印象深刻的話：「不論外科是否你現在首選的職位，你一日在這個部門工作，我就會要求你做到最好。」吳醫生深表認同，認為這樣做才能把握面前的機會。

隨着耳鼻喉專科於1985年在威院成立，吳醫生終於找到自己的歸宿，並在過程中發現這科系的吸引之處，一做便是35年，直至2018年退休。由於威院同時亦是中大的教學醫院，吳醫生多年來積極參與中大的活動及教育工作，認識了很多教職員、醫科生和醫生，與中大的關係十分深厚，緣份並未因退休而中斷。

「當馮醫生邀請我加入中大醫院時，我毫無猶豫，一口答應。」受到曾於威院共事及認識多年的好友、現任香港中文大學醫院行政總裁馮康醫生的邀請，吳醫生在2019年4月加入中大醫務中心，負責計劃及提供耳鼻喉科服務。「退休只因年齡所限，與工作能力無關。」吳醫生表示自己很樂意繼續工作，讓他退休後仍可實踐獻身醫療界的想法。

> "
> 以一個病人為單位，基本上每位病人有最少三十分鐘診症時間。
> "

「醫務中心的耳鼻喉科配置是由零開始，如流程設計、購買及裝置所需儀器等，過程中難免會遇到挑戰。」吳醫生因應病人需要，努力改善醫務中心的服務，如添置儀器、加強員工培訓等。他認為，當困難出現就是改善的時機。他以診所中耳鼻喉科病人的檢查治療椅為例，由於購買當時忽略了試用，要到實際操作時才發現設計不適合、座位不舒適。這些經驗除了有助醫務中心的長遠改進，待新醫院落成後，門診服務更能以此借鑑。因此，中大醫務中心也像是中大醫院的先行試點，可令醫院正式提供門診服務時，運作流程及人手配合等方面更為暢順。

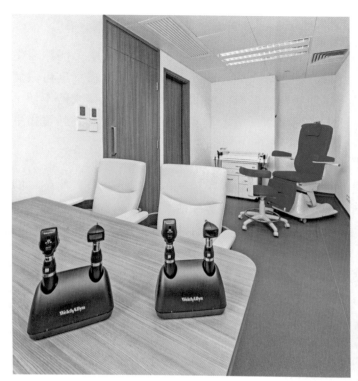
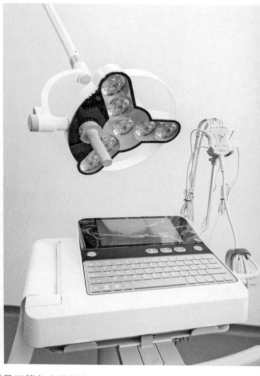

◀▶　中大醫務中心提供不同的專科服務，在流程設計、購置儀器及培訓員工等各方面都有不少挑戰，
並要一直因應病人的需要而作出改善。

雖然身份同為醫者，但在公營及私營市場執業不盡相同，當中最大的
分別在於時間分配。吳醫生具體地闡述：「在公營醫院，我們要計算
每位門診病人可用的時間。如其中一位病人用多了時間，其他病人的
診症時間就要縮短。這做法不理想，卻因實際環境掣肘而別無他法，
因為公營醫院的病人數量比私營多很多。」來到中大醫務中心後，情
況得以大大改善。「現在控制得非常好，我們以一個病人為單位，基
本上每位病人有最少三十分鐘診症時間，即使個別病人用多了時間，
醫生也不會有太大壓力。」

全人照護在醫療上亦是備受關注的一環。「在公營系統中，門診醫生無法在診症時間外抽空關心病人的心理狀況，但在私營機構則可與病人溝通更多，除了處理病情，亦有時間關心病症為病人帶來的不便，甚至了解他們生活上其他事情。這一年多來，我切實感受到其實醫生與病人除醫患關係外，亦可有朋友關係。」

吳醫生坦言，這亦是導致公營醫院人手流失的因素。在公營醫院，即使醫生和護士願意多花時間診症，但等候的病人並不一定能諒解，甚至可能會滿肚牢騷，「很多醫護人員從工作中得到的滿足感愈來愈少。」

公私營體系服務的患者亦有所分別。由於耳鼻喉科非緊急的病人在公營醫院要排期很久，通常很多病患會直接去私營醫院或診所求診，因此吳醫生以前在威院接觸的往往是比較緊急的病人，但在中大醫務中心反而見多了以前不常遇到的非緊急個案。他欣慰地說道：「由於應用的臨床知識不同，就好像填補了我從前少接觸的範疇。在行醫生涯中可遇到最輕微至最嚴重的疾病，讓我覺得自己也在不斷學習。」

說到香港的醫療制度，吳醫生一語道破當中的重大缺陷：「香港的醫療服務十分優秀，絕不會被世界任何一個地方比下去，但我們的公私營系統卻欠缺連接。」吳醫生希望兩者之間的缺口得以填補，而中大醫院正與他抱持相同理念，期望能在絕對公營和絕對私營之間為市民提供多一個選擇。

若公私營之間能成功搭起橋樑，不難預見當中將衍生無限可能。吳醫生以一位他認識的病人為例，那名患者二十多歲，因骨腫瘤復發在威院骨科完成手術後，還要接受六次化療。由於他當時正於澳洲讀書，因此需要每月回港接受化療注射。在疫情最嚴重的 2020 年 3 月中旬，他趕及在 18 日封關前回港，本應 19 日到威院接受化療，但那時公院

取消所有非緊急服務，因此他無法入院。病人找上吳醫生的時候，他起初也不知如何協助，所幸中大醫務中心的骨科同事主動幫忙聯絡威院的骨科醫生，協調後決定由威院的醫生為病人看症開藥，然後由中大醫務中心擔當日間醫療服務中心的角色，讓醫生在充足防疫措施下為病人注射化療藥物。最終病人平安回到澳洲，並繼續接受治療。「這個例子反映若公私營之間可以合作，實屬病人的福氣。」

"
香港的醫療服務十分優秀，絕不會被世界任何一個地方比下去，但我們的公私營系統卻欠缺連接。
"

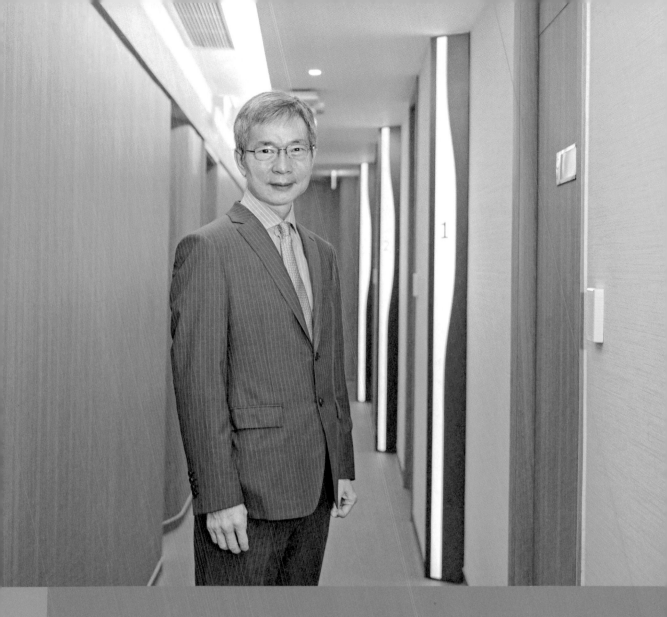

張德康醫生

香港中文大學醫院婦科腫瘤科專科醫生

延續永不休止的
醫療夢

「退休後加入中大醫院，為的不是圓夢，而是延續作為醫生永不休止的醫療夢。」

以婦科腫瘤科為專業的張德康醫生，從醫學院畢業後便加入香港公立醫院服務，經34個寒暑，至2018年12月退休。張醫生退休前曾任威爾斯親王醫院婦產科部門主管以及醫管局婦產科中央統籌委員會主席等要職。踏入60歲的張醫生由工作了34年的威爾斯親王醫院退休後，決定轉換跑道，於2019年加入香港中文大學醫院。

張醫生指出，從公營醫療系統轉往私營市場的新平台，固然有不少事情需要適應，但對他而言，為病人提供優質醫療服務的想法一直沒有改變，加入中大醫院，正是醫療夢的一個延續。

" 加入中大醫院，為的不是圓夢，而是延續作為醫生永不休止的醫療夢。"

「中大醫院雖然是私家醫院，但與單純追求盈利的商業機構不同。中大醫院秉持非牟利宗旨，同時肩負填補香港私營及公營醫療體系收費兩極化的空隙的社會責任，矢志為病人提供優質及可負擔的醫療服務。正正因為中大醫院的理念與我本人的想法不謀而合，因此我希望加入到這個團隊，既可繼續運用自己的專業服務病人，亦希望可以為改善香港醫療問題出一分力。」張醫生說，與中大醫院團隊的合作過程中，發現大家都並非單純想為新醫院追求最大的利潤，反而更重視為病人提供優質的服務。「我在公立醫院工作多年，正是希望可幫助最多的病人，亦可服務最有需要的病人。我覺得中大醫院的願景，可讓我繼續延續這份理想。」

張醫生畢業後便加入剛開院的威爾斯親王醫院工作，這次是他的醫療生涯中第二次見證新醫院創立和開展。「中大醫院作為一間新醫院，沒有歷史包袱，亦不一定要依循前人的做法，可塑性十分高。」張醫生曾於公立醫院擔任行政職務，相信中大醫院有助紓緩現時公院的服務壓力，為香港長久以來的醫療問題開闢嶄新出路。現時香港公私營醫療嚴重失衡，公營醫療系統長期處於超負荷水平。面對人口老化，以及未來預料將有增無減的醫療服務需求，儘管政府每年增加對醫管局的撥款，長遠也難以承擔全民醫療安全網的開支增長。張醫生認為，中大醫院可以進一步促進公私營醫療的協作，讓經濟能力較高的中產病人，可以選擇付出較公院高但可負擔的醫療費到中大醫院及早接受治療，把部分病人分流至私營醫療機構，能縮短輪候公院時間，在現有的公私營醫療體系以外提供新的選擇。

> " 很多嚴重病症在早期時未必有明顯症狀，當局分流時也很難判斷。"

張醫生特別強調及早診斷以及適時治療的重要性，而這亦正是醫管局目前面對的最大困局。「醫管局其實可提供絕大部分的醫療服務，問

中大
醫院
背後故事

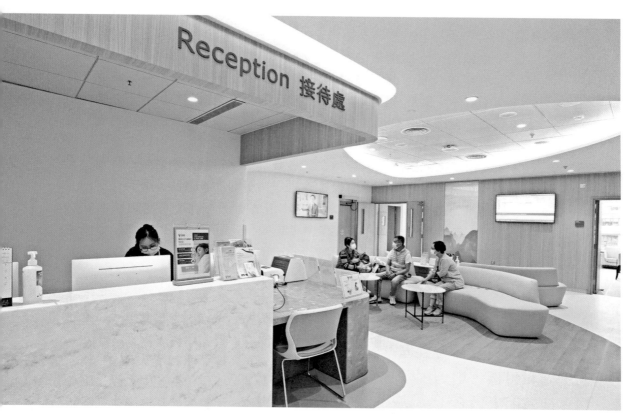

■ 張醫生表示中大醫院可在現有公營和私營醫療之間，提供多一個選擇，希望更多患者能得到及時的診治。

題是服務需求太大，無可避免需要作出分流，導致非緊急新症的輪候時間十分長。然而，很多嚴重病症在早期時未必有明顯症狀，當局分流時也很難判斷。以婦科病人為例，持續腹痛、下體出血，也有機會是嚴重疾病甚至是癌症，若能及早讓這些病人見醫生，及早獲得跟進，當然會更理想。」他認為中大醫院能夠在現有公營及私營醫療之間，為病人提供多一個選擇，既有醫療質素的保證，價錢也不會太昂貴，希望能讓更多患者得到及時的診治。

中大醫院是一間創新的醫院，成功與否仍是未知之數，到底是什麼原因驅使張醫生擱下悠閒的退休生活，踏上這條未知的道路呢？張醫生表示，雖然於2018年12月達全職醫生的退休年齡而需要離開醫管局，但卻沒有真正地「退下來」。「身為醫生，最大的滿足感來自醫好每一個病人」，60歲的他相信自己仍有健康和能力可以繼續服務病人，所以他依然以兼職身份在公立醫院繼續行醫、培育新一代及從事研究項目等工作，希望可以為建立一個更好的香港盡一分力。另一方面，張醫生不再需要處理繁瑣而沉重的行政事務，可騰出時間和空間，以兼職身份加入中大醫院這個新崗位，除了讓張醫生得以繼續透過專業服務市民，兼職身份工作亦可讓他發展醫學以外的興趣，享受人生。

> "
> 一眾團隊成員都擁有共同的理念和目標，遇到困難均會迎難而上，合力解決各種問題，齊步向理想進發。
> "

中大醫院在創院期間遇到不少挑戰，張醫生表示招聘是初期面對的最大困難，因為醫護人才向來供應緊張，而要找到理念相似的人員加入更是難上加難。可幸的是，由於中大醫院仍在發展階段，所以彈性相對較大，能因應實際狀況進行靈活調配，這也是個優勢，可達致人盡其才。在與中大醫院團隊合作一段時間後，張醫生很高興地發現，一眾團隊成員都擁有共同的理念和目標，遇到困難均會迎難而上，合力解決各種問題，齊步向理想進發，令他很是感動。他又對中大醫院的創院理念深表認同，認為這個項目既有意義且具前瞻性，很值得參與其中。

張醫生很榮幸自己能成為醫生團隊的一員，亦期望日後能在此繼續為更多病人診治，為廣大市民提供可負擔的優質醫療服務。談及醫院的未來，張醫生深信中大醫院將能成為一家提供可靠服務，而且擁有強

大醫療團隊的醫療服務機構，又期盼中大醫院能夠逐步獲得大眾的認
可，成為備受市民信賴的醫療服務夥伴，以及香港公私營醫療體系成
功融合的革命性一步，藉此改善本地的醫療狀況，並為香港社會帶來
持續貢獻。

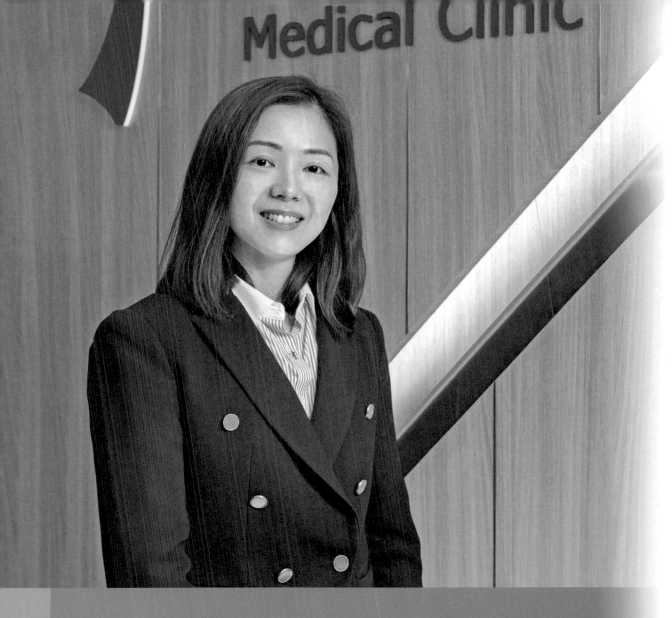

黃詠儀醫生

香港中文大學醫院骨科專科醫生
香港中文大學矯形外科及創傷學系專業應用副教授(禮任)

以專業及人情味建造「行醫天堂」

黃詠儀醫生1999年畢業於香港中文大學醫學院，及後於威爾斯親王醫院矯形及創傷外科（骨科）深造，專攻手部及上肢整形及重建外科，繼而在威爾斯親王醫院及香港中文大學診症及任教。黃醫生看起來神采奕奕，目光與語氣親切溫柔，相信平日病人與她會面時，緊張心情亦會一掃而空。

黃醫生在完成專科培訓數年後，為了進一步學習並拓展自己的行醫經驗，於2016年選擇進入私營市場執業，發現私營醫療機構雖然給予醫生很大自由度，而且有更多選擇，但是因為盈利及營運限制等因素，醫生有時未必能自主決定治療方案。另一方面，病人常常誤以為價錢和醫生的能力成正比，於是常常進行「doctor shopping」，四處求醫，然後再就醫生收費、療程價格及治療資訊等作比較，結果不知道到底應該信任哪個治療方案，有時甚至因此延誤診治，錯過

> "
> 病人常常誤以為價錢和醫生的能力成正比，於是常常進行「doctor shopping」。
> "

治療的最佳時機。病人因為資訊混亂和缺乏信任等外在因素而延遲治療，甚至導致病情惡化，正是一直堅持以病人為本的黃醫生最不想看到的局面。

2018年，黃醫生得知香港中文大學即將籌備興建醫院，便立即主動聯絡香港中文大學醫院行政總裁馮康醫生，發現自己的行醫理念和中大醫院的營運理念不謀而合。她非常認同中大醫院提倡價格透明的「定價收費」機制，認為此創新舉措有助建立病人的信心，提高他們及早接受治療的意願與動力，從而減少延誤診治的情況。黃醫生亦深深欣賞籌備團隊的使命感和決心，於是便順理成章加入了中大醫院的大家庭，由2019年開始在尖沙咀診所應診。

加盟中大醫務中心後，黃醫生坦言這裏彷彿是「行醫天堂」。從病人的角度來說，患者不再需要擔心價錢與醫生質素，同時因為大學資源充足，可以確保治療過程每一個細節均臻於完美，細微至所用敷料及消毒用具等都從病人的利益出發，嚴格遵從最新的醫療指引。從醫生的角度來看，治療方法不再需要受到資源和體制的限制，醫療決定得到了充分尊重，可以自由選擇最適合病人的方案。同時，其他部門的同事也全力配合醫生的工作，共同為病人的利益努力，讓黃醫生非常享受在這裏工作，跟大家齊心協力，一起奮鬥。

黃醫生感慨道，中大醫院的團隊最讓她感動和感恩的，是大家無論對待病人還是同事，都充滿了人情味。團隊非常認真地服務病人，尤其會虛心傾聽他們的看法和意見。她分享了一個小故事，令人更體會到中大醫院團隊以病人為本的服務理念：黃醫生的診室原本是4號，但因有病人覺得「4」字不吉利，醫務中心的同事便迅速行動，將之改為「3A」，為的只是令病人安心。另外，曾經有位具有藥物生產經驗的病人對治療藥物提出意見，同事便特意發郵件去跟那名病人溝通，最終

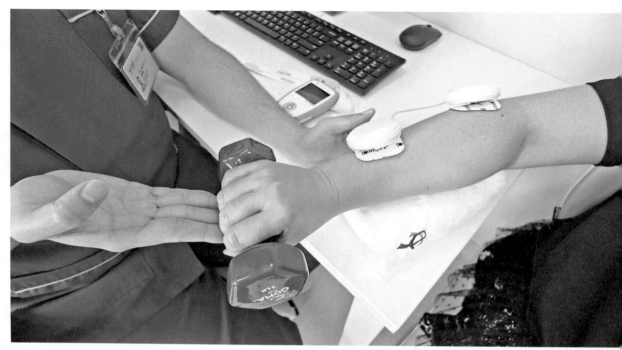

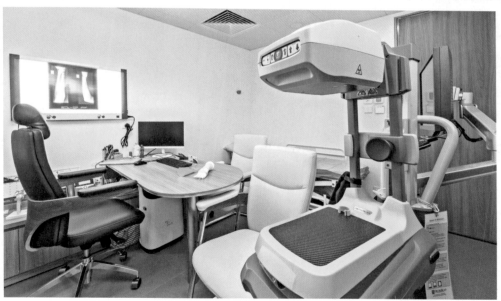

▲▼ 中大醫院及中大醫務中心均為醫療團隊提供充足的支援及配套，以為病人提供最合適的治療方案。

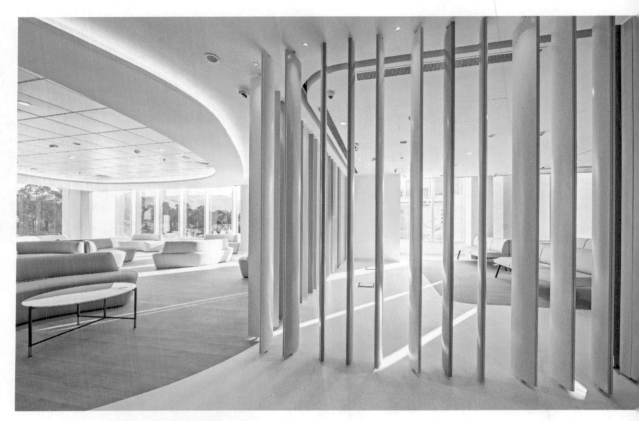

■ 中大醫院和中大醫務中心的團隊都擁有共同理念，致力照顧病人身心需要。

成功更新藥方至最合適的版本。現在這位病人就算工作再忙，也會常常來診所探望一眾醫護人員，反映醫者與病人之間，也可建立朋友般深厚的情誼。

在中大醫院及中大醫務中心工作的團隊，包括從前線到後勤的所有同事，因為認同機構的理念而相聚，從而培養起默契，燃起了鬥志。在這裏，黃醫生更重遇了一位許多年前曾一起在公立醫院共事的同事。她始終念念不忘這位長輩對她的照顧和信任，亦很高興彼此能夠在不同的崗位上奮鬥。故人相見，風景縱然不同，但這傳承的故事還是會繼續在中大醫院展開新的篇章。

> **若要為病人提供優質服務，醫療團隊除了要具備豐富經驗外，還需要發揮守望相助的精神，營造富人情味的環境。**

黃醫生憶起，在尖沙咀診所工作的第一天，房間裏的椅子不夠用，診所裏所有的員工一聽說她需要幫忙，便不論崗位一起搬運椅子，齊心合力協助她，令她很是感動。她深深體會到，若要為病人提供優質服務，醫療團隊除了要具備豐富經驗外，還需要發揮守望相助的精神，營造富人情味的環境，才能照顧病人的身心需要。

下午的陽光透進大堂裏，照亮一個個忙碌的身影——中大醫院的團隊就是這樣，從一張椅子、一間診室，到一間診所、一家醫院，志同道合的人因中大醫院的理念連結在一起，編織成一土、一木、一磚、一瓦；無數個珍貴的瞬間，無數人的心血結晶，為香港的醫療體系築起新的展望。

3.14 勿忘初心 勇敢追夢

提起公共衞生醫學專科，不少人可能較為陌生，全因這個專科涉獵的範疇甚廣，甚至不僅局限於醫學本身，而是與大眾社會的日常活動，以至全球各地的衞生議題也有密切關連，儼如一張縱橫交錯的網，向四方八面延伸。公共衞生醫學專科背後的理念，其實與中國人說的「治未病」頗為相近，透過提倡健康管理及疾病預防，提升整體社會的健康水平。這是蔡曉陽醫生投身公共衞生醫學專科的初心，亦是她對中大醫院的期許。

蔡醫生曾在衞生署及醫管局服務多年，一直致力促進公眾健康，其後轉投私人市場，繼續以公共衞生醫學專業，在社區照顧病人。2019年4月，她加入位於尖沙咀的香港中文

> "
> 公共衞生醫學專科背後的理念，其實與中國人說的「治未病」頗為相近，透過提倡健康管理及疾病預防，提升整體社會的健康水平。
> "

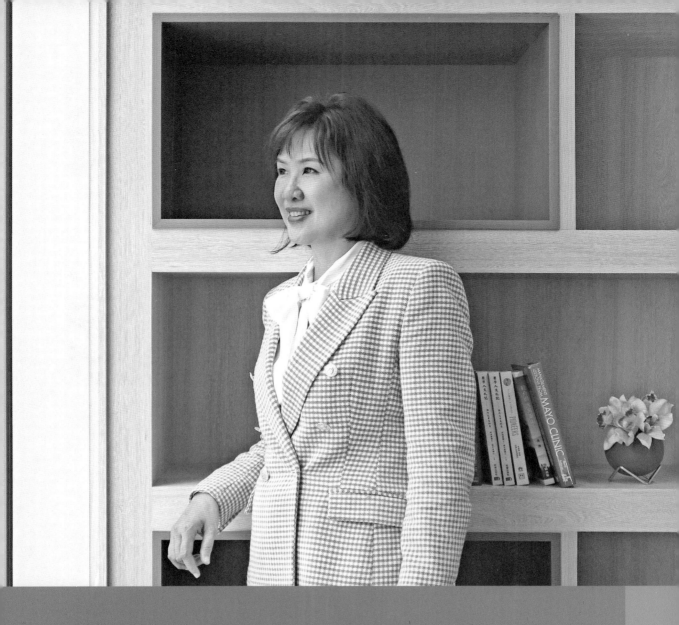

蔡曉陽醫生

香港中文大學醫院公共衛生醫學專科醫生

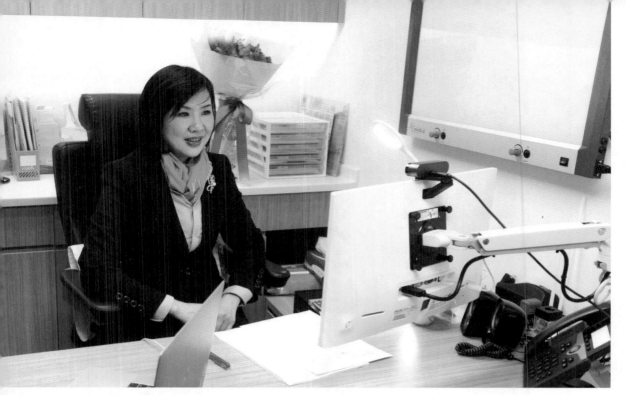

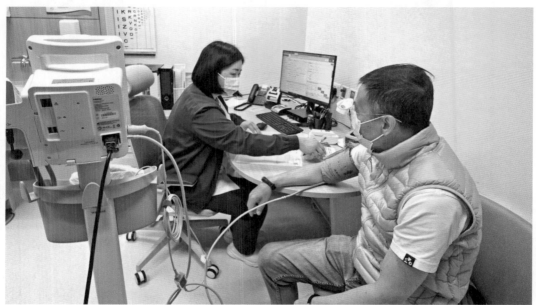

▲ 2020年初，新型冠狀病毒疫情爆發初期，中大醫院發現各界別都缺乏應對新型傳染病的經驗，遂安排不同專家透過網上講座等方式，為大眾、企業或機構提供防疫建議。

▼ 健康管理及疾病預防，對提升整體社會的健康水平尤為重要，中大醫院着重健康管理理念，預防與治療並重。

大學醫務中心。蔡醫生指當日決定轉換環境，全因認同中大醫院的理念，期待改變可帶來嶄新的挑戰和體驗，與一眾志同道合的同儕奮鬥及追夢。

作為公共衛生醫學專科醫生，蔡醫生特別強調基層醫療及預防醫學的重要性。她指自己就讀醫科的年代，醫院就等同收治病人的地方，病情嚴重的人才要入院治療；但要讓社會大眾活得健康，並不只取決於醫院的病床或日新月異的儀器，特別是科學昌明令人類更為長壽，假如公共衛生發展無法追上人口老化的步伐，只會令醫療系統不勝負荷。

蔡醫生以汽車作比喻，指我們剛出生時，身體就如一輛全新的汽車，若司機能保持良好的駕駛態度，妥善保養汽車，定期檢查維修，不單汽車的壽命可延長，各項性能也更加穩定，而我們的身體也是如此。「現今大家常說長命百二歲，除了長壽之外，更重要是維持健康的體魄，並延長健康及活動自如的狀態。這是最理想的情況，長者可減少病痛之苦，亦減輕家人及照顧者的負擔。因此，我們必須做好基層醫療，減慢這台汽車老化，若發現小毛病就要及早處理，以免問題惡化才入廠大修。」

> " 疫情初期，中大醫院發現不少企業及機構都缺乏應對傳染病的經驗或應變方案，便決定推出支援計劃。"

她認為這套基層醫療的理念，正正與中大醫院力求平衡公私營醫療差異的社會使命不謀而合，中大醫院亦十分重視基層醫療及疾病預防，希望藉以減輕病人對公立醫院服務的需求。中大醫院與中大醫務中心均推出不同類型的健康檢查計劃，由醫生詳細了解病人的病歷和需要後，再提供最適切的檢查項目。

蔡醫生特別提到，隨着人口老化，骨質疏鬆及糖尿病日趨普遍，惟兩種疾病均沒有明顯病徵，因此在體檢時若同時加入維他命D及糖化血色素水平檢測，有助醫生及早作出診斷及適當介入，及早控制病情。

2020年新型冠狀病毒疫情爆發，中大醫院積極透過專業醫學知識，回應社會訴求。例如疫情初期，中大醫院發現不少企業及機構都缺乏應對傳染病的經驗或應變方案，便決定推出支援計劃，由不同專家為企業和機構提供防疫建議，涵蓋工作環境、工作流程、員工感染控制措施和風險評估等，提升社區的防疫能力及員工的防護意識，與社會同行抗疫。

此外，中大醫院的病人與醫生也建立了比平常更加緊密的聯繫，不僅止於醫患關係，更加進一步發展成為互相扶持的朋友。這份深厚的情誼無疑令病人對醫者多了一份信任，使治療的效果更加顯著，也成為了對於蔡醫生以及整個團隊的一份支持。

在追逐夢想的同時，現實往往亦會帶來無數困難與挑戰，而蔡醫生認為中大醫院面臨的主要挑戰之一，是要建立知名度。社會各界雖然已十分熟悉中文大學，但對於中大醫院未必有深入認識，這方面仍需醫院團隊繼續努力。回顧由加入中大醫務中心到見證中大醫院投入服務這接近兩年的歷程，蔡醫生慶幸身邊有很多互相扶持、團結一心的好同事，即使面對各種困難，甚至突如其來的疫情，都能迎難而上，致力為病人提供完善的醫療服務。「面對挑戰，最好的答案便在自己身上。在最艱難的時刻保持平常心，做好自己的本份，堅守崗位，勿忘初心。這樣一來，問題自然會迎刃而解。」

加入中大醫務中心，標誌蔡醫生追夢之路的起點。她指隨着中大醫院正式啟用，相信往後仍有不少空間可供探索，為病人以及整個社會

的健康出一分力。「我個人最大的願望,是透過中大醫院推動基層醫療、疾病預防及公眾健康教育,亦期望醫院日後有機會加強與社區醫生合作,集合更多力量守護社區健康。我亦很期待中大醫院可將醫療科研成果與社區連結,讓病人更加善用科技進行健康管理。」這些願景雖然未必能在短時間內實現,但正如蔡醫生所言,在面對困難的時候保持真我,回想初心,憑藉不懈的努力和堅定的信念,相信在不久的將來,這份願景終會成真。

> 在面對困難的時候保持真我,回想初心,憑藉不懈的努力和堅定的信念,相信在不久的將來,這份願景終會成真。

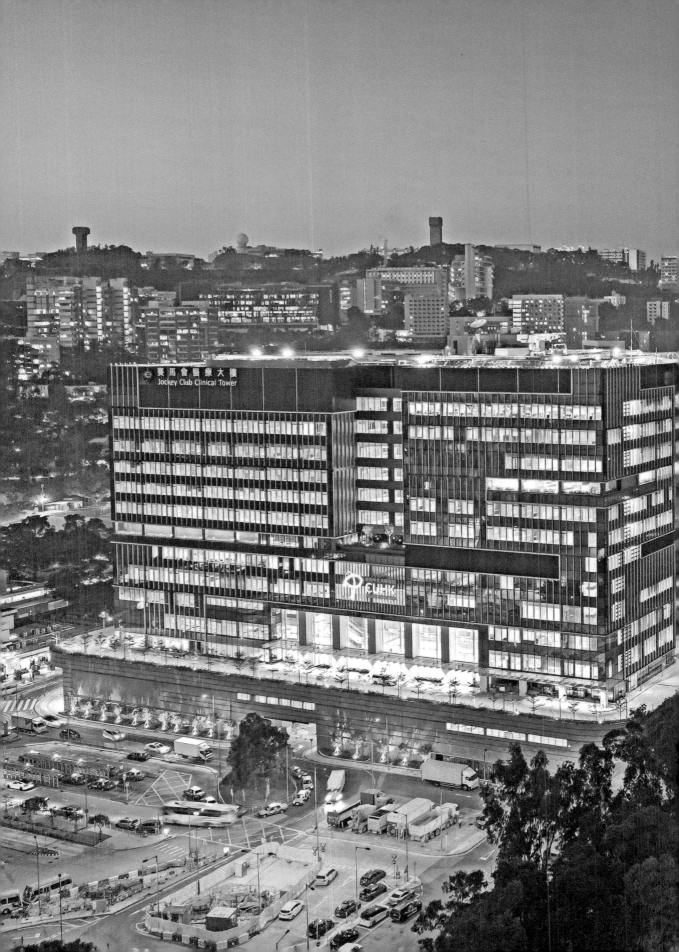

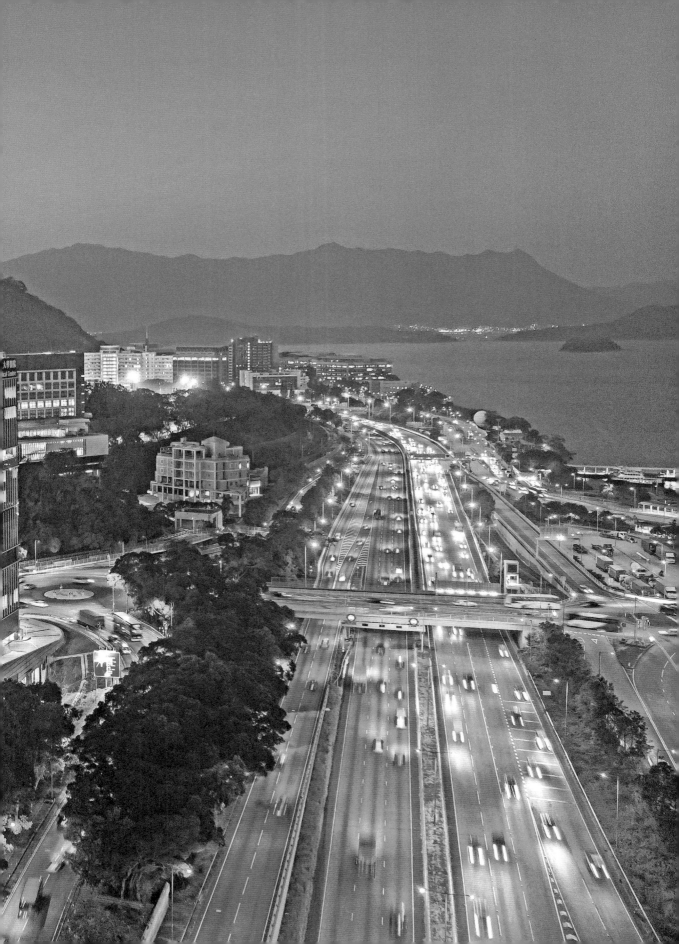

結語

馮康醫生
香港中文大學醫院行政總裁

逆風啟航

香港中文大學醫院的起點，是大學站旁一幅小小的空置教學用地，經過3年5個月約1220天的建築工程，終建成樓高14層、總建築面積10萬平方米的醫院大樓。醫院從構思、選址、融資、規劃到興建，可謂幾經波折，期間經歷過火災，又遇上社會事件及新型冠狀病毒疫情。全賴醫院團隊上下一心，加上政府的鼎力支持，以及賽馬會和各界熱心人士的慷慨捐助，終讓中大醫院在逆風下順利啟航。

這本書由中大醫學院的一班醫科同學執筆，記錄了中大醫院由籌劃到落成啟用的點點滴滴，包括中大構思新醫院的緣起，策劃過程中各種新意念的碰撞，以至醫院團隊及各方有心人攜手築夢的歷程。

藉此機會，特別感謝同學們為本書進行義務採訪及編寫工作。這些同學有些已經畢業成為實習醫生，有些現時仍在大學校園學習醫學知識，他們都會一一穿上白袍、踏入醫院，為守護大眾健康而努力。同學們在與中大醫院團隊的訪談交流中，可以理解到中大醫院的成立目的，是為本港醫療系統探尋一道新路徑，為市民提供公營及私營以外

的新選擇，落實以病人為本的醫護模式。希望同學們投身杏林後，可以承傳這份理念，推動本港醫療系統不斷完善及革新，發揚中大醫院的精神。

我亦希望在此向一班並肩作戰的醫院同事致意。縱然同事們來自五湖四海，背景各異，有些人來自大學、醫管局、私家醫院或醫療集團，也有些同事加入時甚至沒有醫療相關的工作經驗，但大家仍能齊心協力、互補長短，完成一個又一個的里程碑。由建院到開院，只是一個起步，中大醫院今後將面臨各種挑戰，猶如一場馬拉松，有順風的時候，也會有逆風的考驗。新冠肺炎疫情對經濟民生均造成打擊，亦對私家醫院的營運帶來種種不確定性。中大醫院既要維持優質的醫療水平，亦要為市民提供可負擔及具透明度的服務，亦要妥善控制營運風險。但是邁步雄關，中大醫院在籌劃階段已克服不少挑戰，我有信心醫院上下將繼續秉持初心，在開拓醫護新領域的漫漫長路上繼續砥礪前進。

特此鳴謝下列香港中文大學醫學院同學及畢業生，
義務為此紀念特刊提供協助：

採訪團隊 統籌及聯絡：	採訪和撰稿工作 （按英文姓氏順序）：	
王普彥	陳靜筠	林栢豪
	陳曉靜	彭銘基
	陳藝超	薛凱恩
	鄭天穎	譚倩怡
	招俊軒	鄧倩彤
	徐偉祖	尹穎彤
	何靜婷	黃月晴
	鄺子謙	野聞哲
	梁瑋珊	姚珽瑹
	李詩慧	楊雋穎

（全書採訪工作於 2020 年進行）

主　　編	香港中文大學醫院
撰　　述	香港中文大學醫學院同學及畢業生採訪團隊
協力機構	圓通財經公關顧問有限公司
責任編輯	陳伯添
文字協力	黃柏堅
設　　計	Pollux Kwok
出版經理	李海潮、關詠賢
圖　　片	香港中文大學醫院
鳴　　謝	香港中文大學醫學院提供部分相片

出　　版	信報出版社有限公司　　HKEJ Publishing Limited
	香港九龍觀塘勵業街 11 號聯僑廣場地下
	電話 （852）2856 7567　　傳真 （852）2579 1912
	電郵　books@hkej.com

發　　行	春華發行代理有限公司　　Spring Sino Limited
	香港九龍觀塘海濱道 171 號申新証券大廈 8 樓
	電話 （852）2775 0388　　傳真 （852）2690 3898
	電郵　admin@springsino.com.hk
	台灣地區總經銷商
	永盈出版行銷有限公司
	台灣新北市新店區中正路 499 號 4 樓
	電話 （886）2 2218 0701　　傳真 （886）2 2218 0704

承　　印	美雅印刷製本有限公司
	九龍觀塘榮業街 6 號海濱工業大廈 4 字樓 A 室

出版日期	2021 年 7 月初版
國際書號	978-988-75277-7-0
定　　價	港幣 138　　新台幣 690
圖書分類	醫療健康

作者及出版社已盡力確保所刊載的資料正確無誤，惟資料只供參考用途。